保卫生育力

水果向前冲

上海长江医院不孕不育专家组 | 组编
尹学兵 | 执行主编

上海文化出版社

《保卫生育力：水果向前冲》

编委会

组编

上海长江医院不孕不育专家组

执行主编

尹学兵

编著

潘敬秀 陶小艳

摄影

唐天汉 刘丹红

医学顾问（按姓氏笔画排列）

王丽云 上海长江医院不孕不育专家组成员

王秀凌 上海长江医院不孕不育专家组成员

王益鑫 上海交通大学附属仁济医院教授

司徒平 上海长江医院不孕不育专家组成员

朱竟光 上海交通大学附属第一人民医院教授

朱兰生 上海长江医院不孕不育专家组成员

许国兰 上海长江医院不孕不育专家组成员

李小凤 上海长江医院不孕不育专家组成员

汪玉宝 复旦大学医学院教授

汪慧贞 上海长江医院不孕不育专家组成员

汪和明 上海长江医院不孕不育专家组成员

沈丕安 上海中医药大学附属市中医医院教授

张　伟 上海长江医院不孕不育专家组成员

张　华 上海长江医院不孕不育专家组成员

张训科 上海长江医院不孕不育专家组成员

陈慧芝 上海长江医院不孕不育专家组成员

林　兴 复旦大学附属华东医院教授

周智恒 上海中医药大学附属龙华医院教授

施士德 上海长江医院不孕不育专家组成员

柳秉乾 上海长江医院不孕不育专家组成员

祝秀英 上海长江医院不孕不育专家组成员

黄敏丽 复旦大学附属妇产科医院教授

程怀瑾 中国福利会国际和平妇幼保健院教授

程雅丽 上海长江医院不孕不育专家组成员

玩转水果，直通生殖健康

“尝遍百果能养生。”自古以来，水果的养生保健功效就普遍为人们所认可。它们所含的丰富的维生素、矿物质、膳食纤维和抗氧化物等，能够营养机体，促进新陈代谢，增加身体的抵抗力和免疫力，具有养生滋补、防病治病的功效。其实，水果不仅能养生，它和人类的生殖健康也存在着千丝万缕的联系。

无论你是初生牛犊的 20 岁，还是自我感觉良好的 30 岁，或者是需要可持续发展的 40 岁，都有可能遇到生殖方面疾病的困扰，如女性的月经不调、性欲低下等，男人的前列腺疾病、精子质量低下等。这些疾病除了需要接受专业的治疗之外，合理的饮食调养也必不可少。而水果的合理摄入就是饮食调理的重要环节。

虽然自然界中可以食用的水果不可胜数，但由于水果有寒、凉、温、热等属性，而人与人的身体状况又有所不同。所以，对于水果的选择也需要慎之又慎。如西瓜具有“天然伟哥”的称号，但西瓜吃多了会致血糖升高；龙眼具有滋阴养肾的功效，但多食易上火……所以，我们在对自己的身体有了充分的了解之后，还需要对水果的相关知识进行必要的补充。本书特挑选十种比较常见且具有代表性的水果，从健康功效、保存技巧、搭配宜忌等方面进行介绍，让读者对这些水果有个更加全面的了解。俗话说，知己知彼方能百战不殆。在充分地了解了水果之后，才能更好地利用其为我们服务，从而避开隐蔽的饮食陷阱，吃出真正的健康。

科普作家　尹学兵

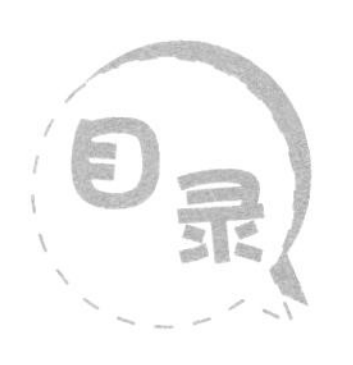
目录

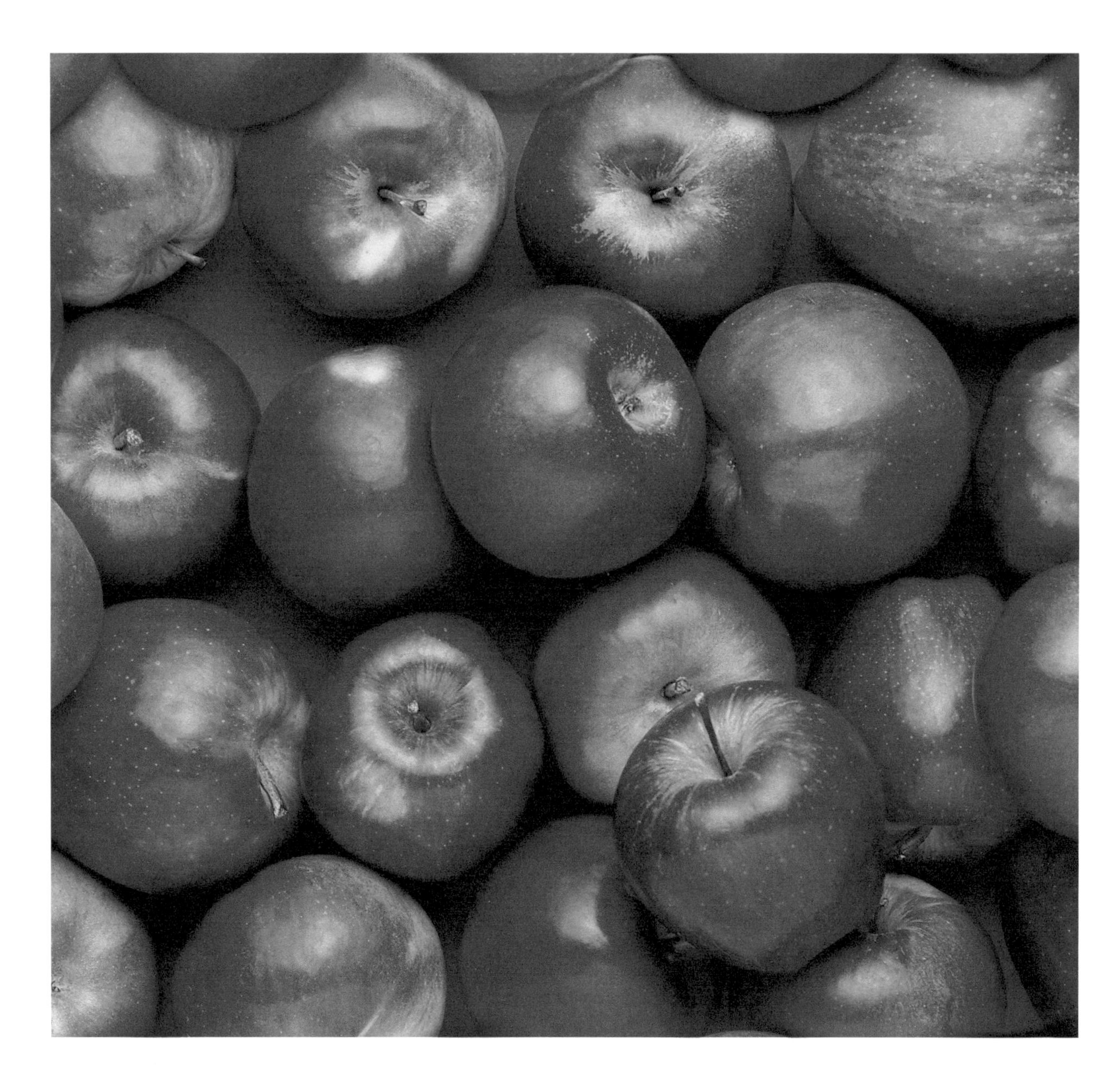

1
苹果
吃我提高精子质量

全方位的健康之果

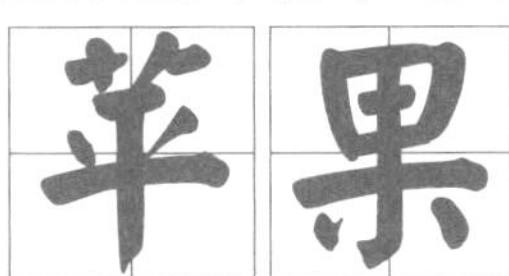

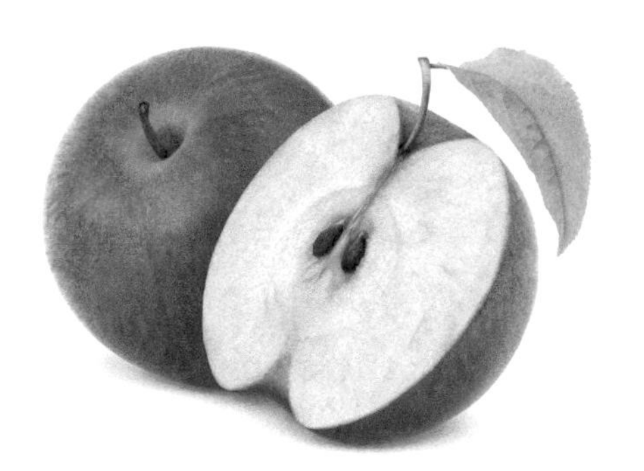

“苹果有‘智慧果’‘记忆果’的美称。古称‘奈’，又叫‘频婆’，是老幼皆宜的水果之一。苹果又被称为‘爱情果’，优雅的外表和丰富的营养，让苹果成为爱情的代名词。苹果经过充足的阳光照射后所形成的红色色素，可以使性荷尔蒙的分泌更加旺盛，男性食用后更具阳刚之气，女性食用后女人味十足。苹果是最普通，也是最常见的水果，其营养丰富，位居世界四大水果（苹果、葡萄、柑橘和香蕉）之冠。”

我叫苹果，在大家眼里，我是一种再普通不过的水果，哪里都能见到我的身影。其实我想说，我是一种水果，但我又不只是一种水果。在对付前列腺炎方面，我可是有我的“独门绝技”的。前列腺中含有抗菌因子，主要成分是锌，锌能够影响抗炎细胞的功能，其抗菌作用与青霉素相似。人一旦患上慢性前列腺炎，其锌含量就会明显降低，并难以提高。专家发现，我的汁水比含锌高的药物更具有疗效，且具有安全、易消化吸收、易被患者接受的特点。

另外，我也可以让男性的精子游得更欢。精子的活动能力与精囊中所含果糖的数量有关，如精液中果糖含量低，就容易导致死精症。而我身体中的果糖之丰富可不是一般水果能够匹敌的哦！

我是苹果，如果你愿意，我可以不光是一种水果！

喉结的由来

上帝创造了人类的始祖亚当和夏娃，并在东方的伊甸给他们建了一个园子居住。伊甸园里生长着各种赏心悦目的树木，一年四季都是硕果累累，各种各样的果实堆满了枝头。上帝叮嘱亚当说：“你可以随意吃园中的果子，但不能吃那棵能够分辨善恶的树结的果实，吃了必定要死。”这种“禁果”就是我们现在所说的苹果。上帝的叮嘱引起了夏娃的好奇心，可因为是上帝的嘱托，夏娃一直克制着那颗蠢蠢欲动的心。

后来，在蛇的诱惑下，夏娃还是妥协了。她不顾神谕，吃了善恶树上的禁果，还把这果子给她丈夫吃。亚当因心怀恐惧，吃时仓促，有一片果肉哽在喉中，不上不下，留下个结块。两人吃了这果子后立刻心明眼亮，能知善恶美丑。但是，由于他们违背了上帝的告诫而被逐出了伊甸园。从此，亚当的脖子前端就永远留下了被后人称为“喉结”的东西，作为偷吃禁果的“罪证”。

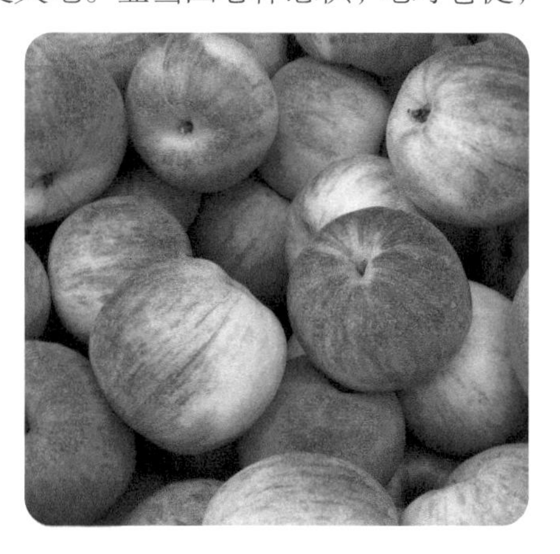

苹果有哪些特殊功效？

[降低胆固醇]

吃苹果可以减少血液中胆固醇含量，促进胆汁分泌和胆汁酸功能，因而可避免因胆汁中胆固醇沉淀而形成的胆结石。

[提神醒脑]

苹果中含有的磷和铁等元素，易被肠壁吸收，有补脑养血、宁神安眠的作用。苹果的香气是治疗抑郁和压抑感的良药。

[预防癌症]

苹果中含有的黄酮类物质是一种高效抗氧化剂，它不但是最好的血管清理剂，而且是癌症的克星。多吃苹果，其患肺癌的概率能减少 46%，得其他癌症的概率则减少 20%。

[强化骨骼]

苹果中含有能增强骨质的矿物元素硼与锰。硼可以大幅度增加血液中雌激素和其他化合物的浓度，这些物质能够有效预防钙质流失。

[抗氧化]

研究证明，栎精可增强细胞的抗氧化能力。同其他蔬菜水果相比，苹果里含有的栎精是最多的。所以，老年痴呆症和帕金森综合征患者可多食苹果。

[治疗失眠]

对心脾两虚、阴虚火旺、肝胆不和或肠胃不和所导致的失眠症，食用苹果都有较好的疗效。

[减肥]

苹果所含的热量很少，且苹果皮中所含的熊果酸还能加快脂肪燃烧，降低食用者患上肥胖症的风险。另外，苹果会增加饱腹感，饭前食用能减少进食量，以达到减肥的目的。

[消除黑眼圈]

坚持用苹果片敷眼部可以去除黑眼圈。

[提高女性性生活质量]

因为苹果含有一种叫作“根皮苷”的化合物，它与“雌二醇”的功能十分相似，而“雌二醇”则是在性兴奋过程中起到重要作用的一种雌激素。所以，定期食用苹果会提高女性性功能，苹果也因此被称为“催情果”。

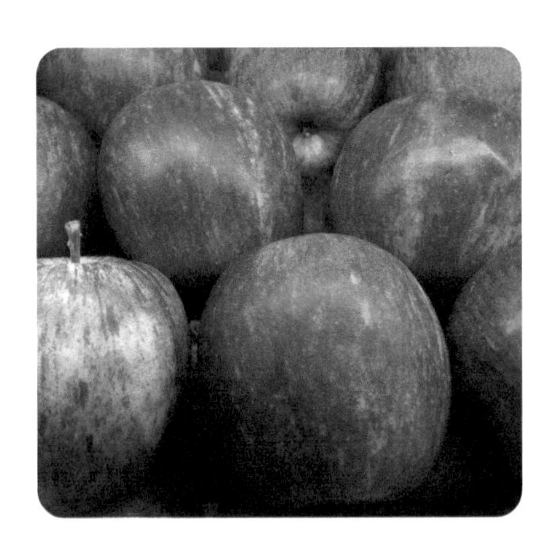

苹果皮米汤

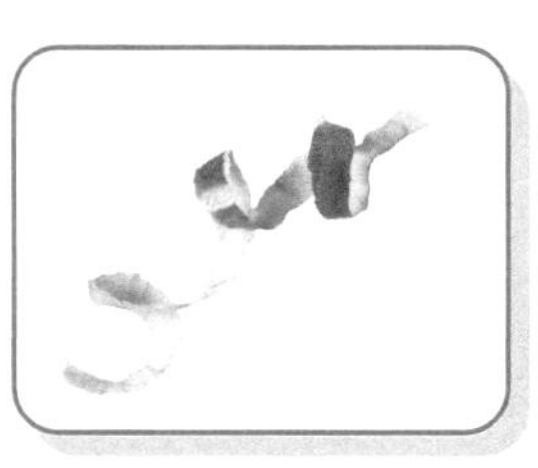

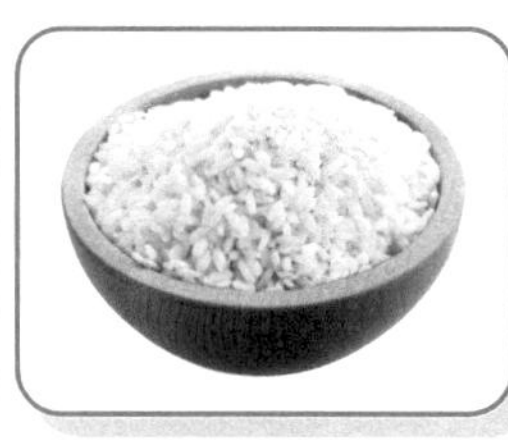

[材料]

新鲜苹果皮 60 克，大米 30 克。

[做法]

◆ 将备好的苹果皮和大米炒黄，与水同煮，饮米汤即可。每日 3 次。

[功效]

对妊娠呕吐有一定的治疗效果。

苹果茶饮

[材料]

苹果 200 克，胡萝卜 150 克，牛乳 100 毫升，鸡蛋黄 1 个，人参酒 30 毫升，蜂蜜适量。

[做法]

◆ 将固体材料切碎后，与液体材料一同放入果汁机制汁，并酌加冷开水即成。每日代茶饮用。

[功效]

滋补强壮。适用于性功能低下、勃起功能障碍患者。

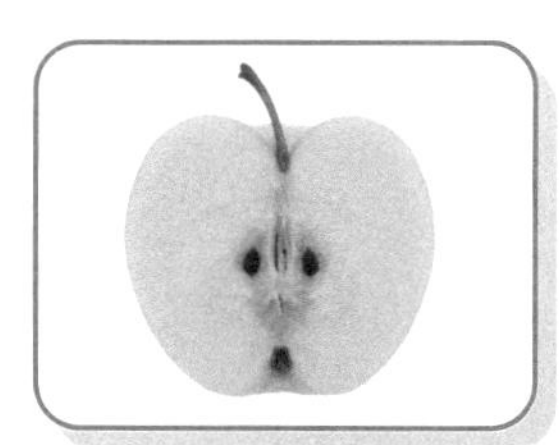

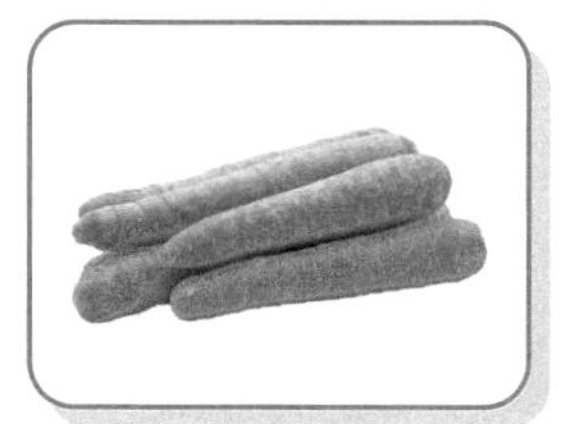

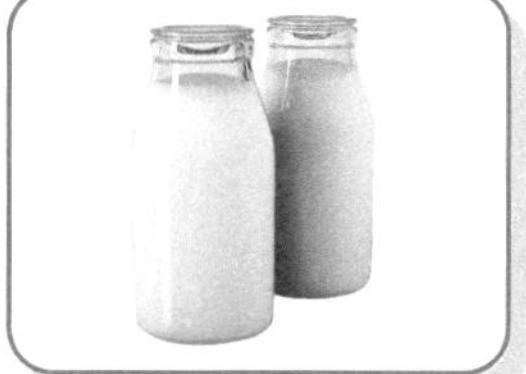

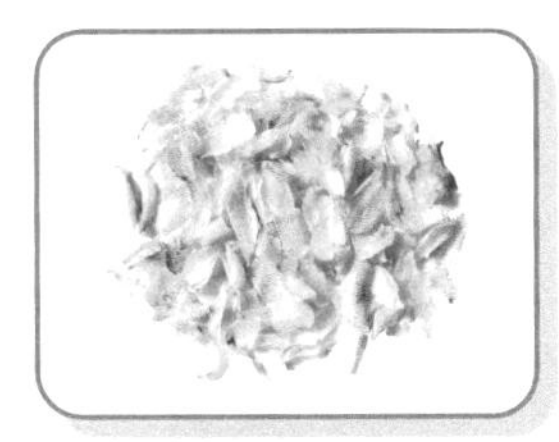
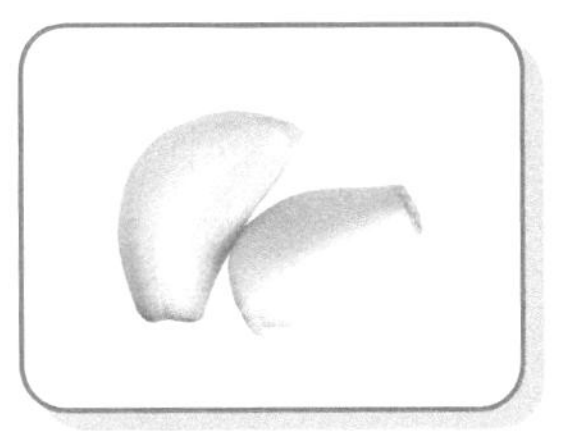
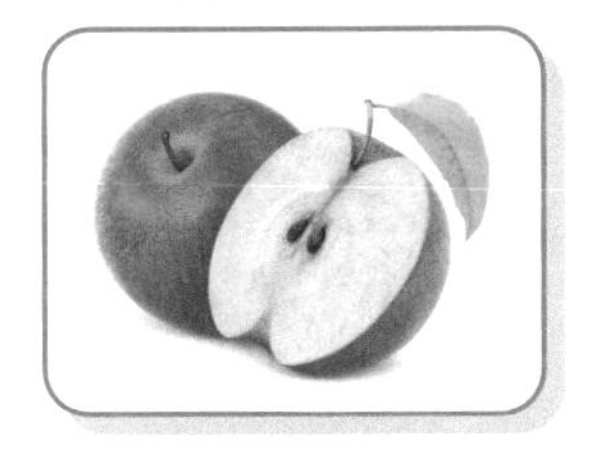

红色抗菌蔬菜汁

[材料]

胡萝卜 2 根，苹果 1 个，大蒜 1 瓣，干百里香 1 茶匙，辣椒 1 个，黄瓜半根。

[做法]

◆ 将以上材料倒入果汁机中，挤压出汁后倒入杯中即可。如果不习惯辣味，可先放一小块辣椒，以后逐渐加量。

[功效]

对勃起功能障碍患者有益。

红酒炖苹果

[材料]

去皮苹果 400 克，红酒适量。

[做法]

◆ 苹果切成月牙状后放入奶锅内，倒入红酒直至没过苹果，用中火炖煮 15 分钟，关火；

◆ 将苹果在红酒中浸泡 2 小时后即可食用。

[功效]

对缓解女性痛经有帮助。

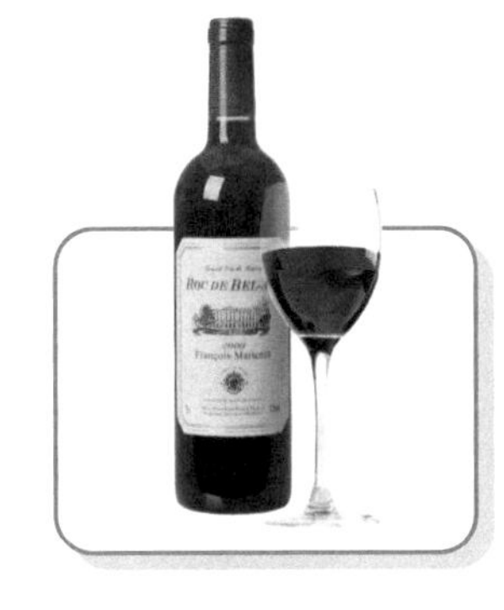
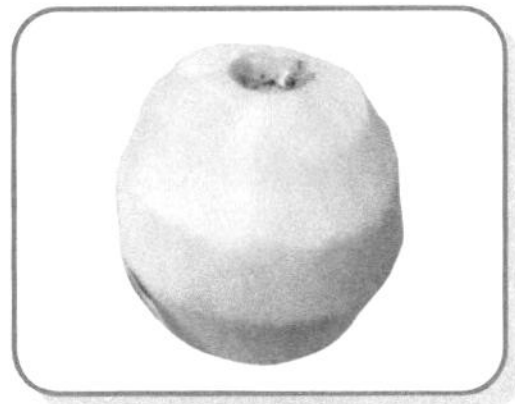

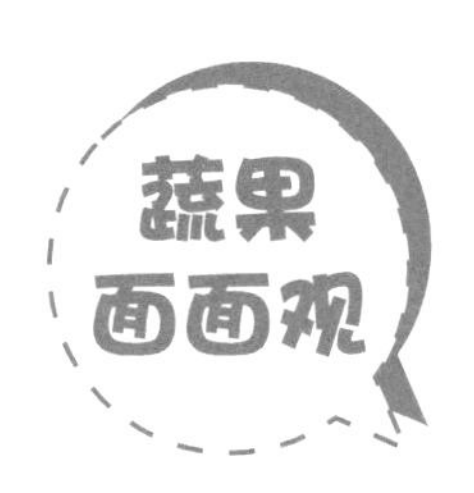

选购窍门 / 挑好水果还得先看后摸

秦冠苹果
大小匀称，最好是中等大的；按得动的就是甜的，按不动的就是酸的；颜色要均匀。

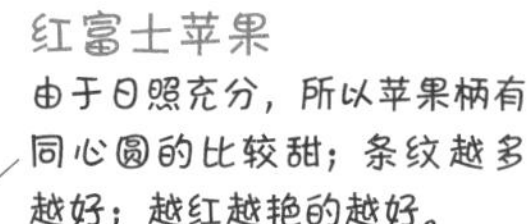

黄元帅苹果
挑颜色发黄的，麻点越多越好；轻的比较绵，重的比较脆。

保存妙招 / 水果还得吃新鲜的

冰箱冷藏

1. 苹果应该贮藏在冷的地方，这样甜味才会增加。因为果糖和葡萄糖在低温里其甜味会增加；而在50℃以上，甜味会减弱。所以，可用塑料袋将苹果包好并放在冰箱冷藏保存。

2. 去皮后的苹果因为所含铁元素快速氧化而变成褐色，所以要即削即吃。如想防止变色，可将苹果均匀沥上适量的柠檬汁或浸泡在0.3%～0.6%的盐水中。

搭配宜忌 / 吃得好，不如搭得好

宜：我和这些食物能“和睦相处”

苹果＋枸杞子： 枸杞子滋阴润燥，苹果的营养价值极高，二者同食，对身体大有裨益。

苹果＋牛奶： 清凉解热，生津除热，抗癌防癌，对人体健康有益。

苹果＋魔芋： 魔芋是低热量、高膳食纤维的食物，与苹果同食可帮助肠胃蠕动，达到减肥的目的。

苹果＋芦荟： 有生津止渴、健脾益胃、消食顺气等功效。

忌：我和这些食物“势不两立”

苹果＋白萝卜： 容易产生诱发甲状腺肿大的物质。

苹果＋海鲜： 不易消化，易产生腹痛、恶心、呕吐等不良症状。

苹果＋红薯： 红薯富含淀粉，食用后胃会分泌大量胃酸，再吃苹果，会产生不易溶解的凝块，让肠胃感到不适。

苹果＋鹅肉： 降低其营养价值。

苹果＋绿豆： 易让人出现身体不适，对健康无益。

吃苹果的最佳时间是两餐之间

欧洲有一句谚语：“一天一苹果，医生绕道走。”对于一天一个苹果的理论，营养专家则告诉大家，没有必要恪守“一天一苹果”，每周三四个即可，可以穿插吃些其他时令水果。苹果作为加餐可以提供身体、大脑所需的水分和营养，还可以带来饱腹感，从而减少正餐的饭量。所以吃苹果的最佳时间是在两餐之间。

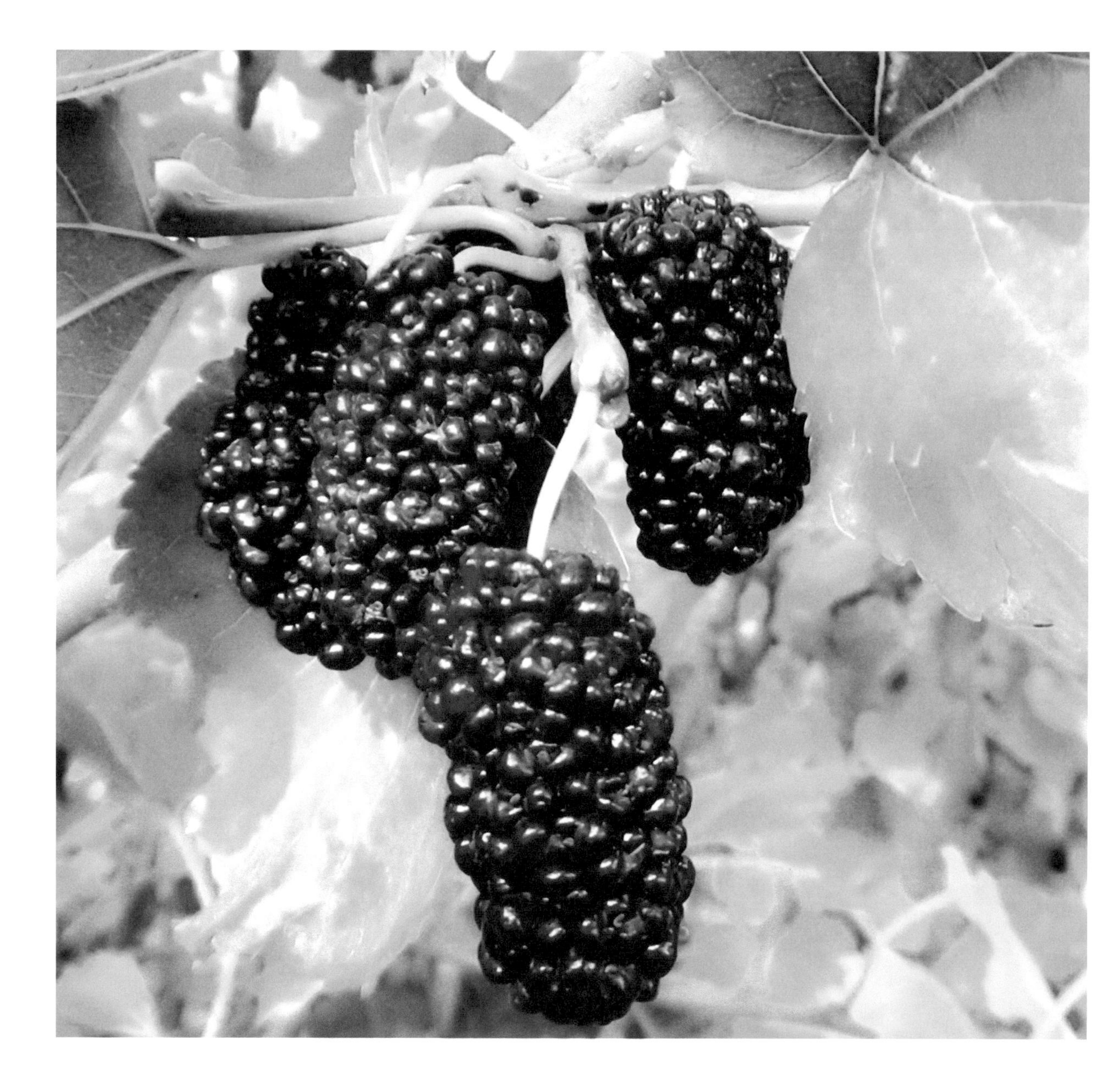

2
桑葚
吃我治疗肾虚

民间圣果

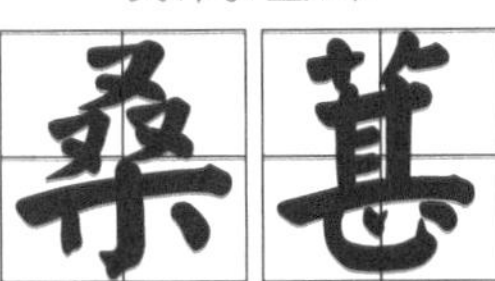

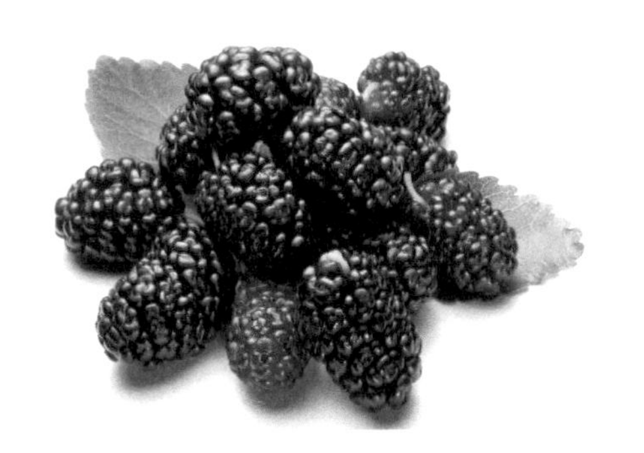

"桑葚，又名桑果、桑枣、桑实、桑子、桑椹等，其小巧玲珑的身段，堪称水果家族中的'小家碧玉'。因桑葚特殊的生长环境，使其具有天然生长、无任何污染的特点，所以又被称为'民间圣果'。刚成熟的桑葚就像被阳光涂上了鲜艳的胭脂，经清风雨露的细加工后，变成了诱人的紫晶。小模小样的桑葚是那么的婀娜多姿，独具风味。手捧一串或紫、或红的桑葚，如同捧着一颗颗晶莹的彩珠。用指尖拈起一粒放进嘴里，一缕清甜直沁心脾。舔着嘴角残留的甜汁，真是'别有一番滋味在心头'。"

"殷红莫问何因染，桑果铺成满地诗"，没错，我是桑葚，女人的补肾佳品，男人的生育良药。

不是我自夸，我对于生殖健康的重要性不是一般药物能比的，我可是治疗死精症方剂中的重要组成材料。对于那些因精液质量太差就医的男性，医生都会建议他多吃一些桑葚，以提高精子质量和性生活质量。因为性生活不和谐，要想优生优育实在是有点困难。所以说，改善生殖亚健康，我可是功不可没的。

还有一些肾虚的女性，如果你不想频繁去医院，那就找我帮忙吧。我不仅可以帮你补肾，还对阴血不足型阴道干涩、闭经等妇科疾病有治疗作用。当然，具体的治疗方法你还得咨询医生，毕竟每个人的身体状况都是不一样的。

我是桑葚，一颗神奇的果子。

桑葚的美味何时被发现的？

人们只关注“第一个吃螃蟹的人”，却不了解“第一个吃桑葚的人”。曾经，桑葚是可望而不可尝的“毒果”，人们对它一直敬而远之。那么桑葚的美味是什么时候被发现的呢？

相传，神农炎帝时代，神农氏外出尝百草，教人用草药治病。时值桑葚成熟之期，满树的桑葚果红中泛紫，煞是喜人。桑葚是一种鲜艳之物，在当时人的意识里，此类植物一般都含有剧毒，不能食用。一天，又累又渴的神农氏刚好躺在一棵桑树下休息。他微闭着双眼，打着呼噜，渐渐进入了梦乡。忽然，一个酸甜可口的东西落在了他的口中，借着梦中的幻想，他美美地吃着。一觉醒来，他一边回味着梦中的情景，一边用手擦拭嘴角，发现手上沾满了红色的汁液。他看了看树上的小鸟，又看了看手中的汁液，自言自语道：“莫非树上的果子可以食用？”他下意识地察看身体的反应，除了口中酸甜的味觉外，没有其他症状。于是他又尝试着从树上摘了几颗放入口中，仍没有什么不适的反应。后来他又加大食量，还是没有发现什么异常。过了几天，当他确定吃了桑葚对身体没有伤害之后，便找来了几个伙伴到渤海湾，把那棵桑树移植到黄河边上。从此，黄河边便有了成片的桑树，麦梢黄时采桑葚更是成了民间的一大习俗。

桑葚有哪些特殊功效?

[清热生津，止渴]

桑葚性味甘寒，清热生津，滋阴润燥，可用于辅助治疗热病口渴、大便干结等疾病。

[滋阴、补肝、明目]

桑葚适合肝肾阴血不足和有肠燥症状的人群食用。桑葚的功效与作用可有效应对眼睛干涩的症状，缓解眼疲劳，可以明目。中医认为，桑葚可辅助治疗肝肾阴虚型的糖尿病。

[降低血脂]

桑葚中含有有益的脂肪酸，它能分解脂肪、降低血脂，防止血管硬化。

[提高免疫力，乌发美容]

桑葚中含有丰富的维生素C、β胡萝卜素、硒、黄酮等天然抗氧化成分，能有效清除自由基，改善免疫功能，起到抗氧化、改善皮肤血液供应、营养肌肤、延缓衰老的功效。所含乌发素能使头发变得黑而有光泽。

[抗癌防癌]

桑葚中含有一种叫白藜芦醇的物质，能抑制癌细胞生长。另外，桑葚还可以预防由致癌物质引起的细胞突变。因此，桑葚可作为癌症患者的食疗佳品。

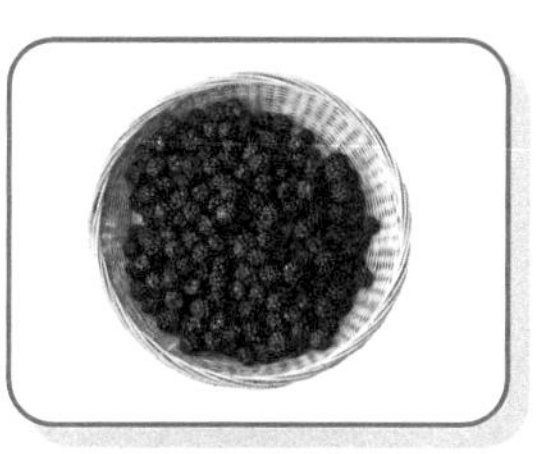

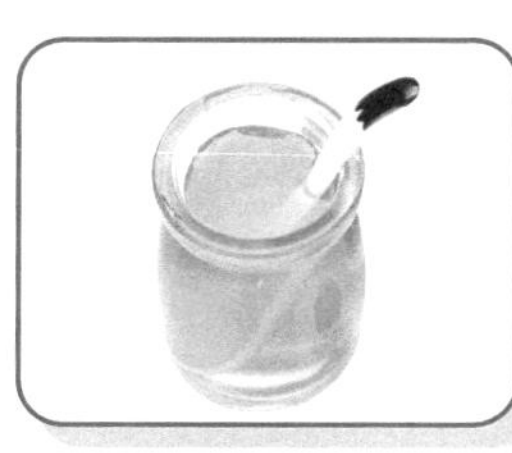

桑葚蜜饯

[材料]

新鲜桑葚 1000 克，蜂蜜 500 克。

[做法]

◆ 将桑葚洗净，与蜂蜜一起放入砂锅内，用小火煮沸，调匀；

◆ 冷却后装入玻璃罐内存放，每次吃 3 ~ 5 汤匙。经常食用。

[功效]

补五脏，和经脉，通血气，益精神。

桑葚青梅杨桃汁

[材料]

桑葚 80 克，青梅 40 克，杨桃 5 克，冷开水适量。

[做法]

◆ 桑葚洗净，青梅洗净并去皮，杨桃洗净后切块；

◆ 将准备好的材料放入果汁机中搅打成汁即可。

[功效]

刺激胃液分泌，促进食欲。

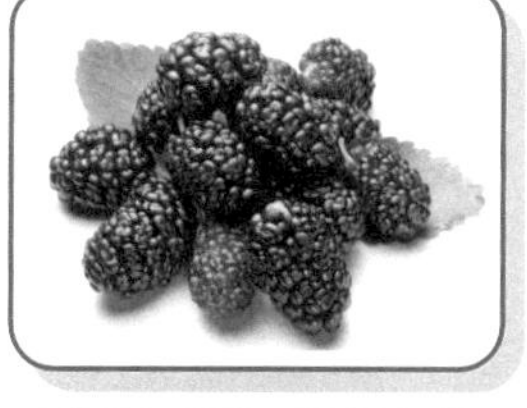

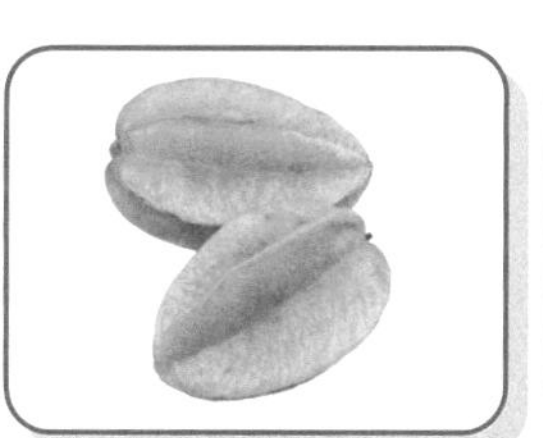

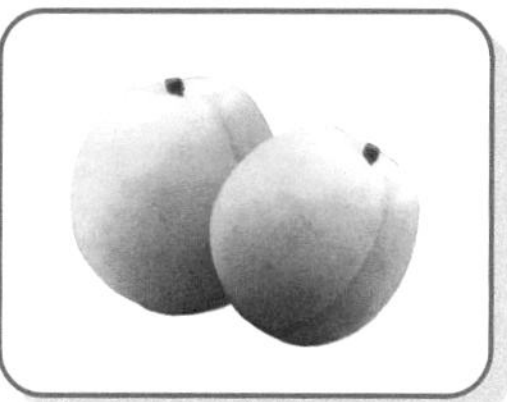

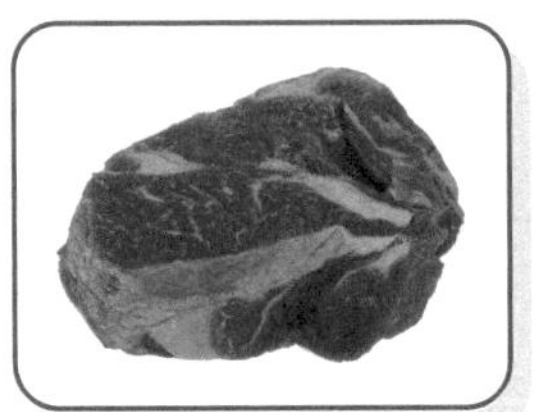

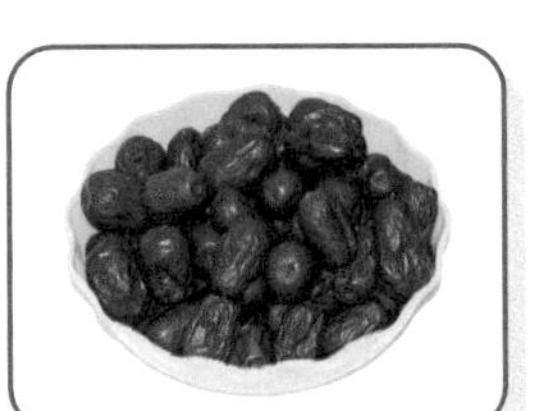

桑葚猪肉汤

[材料]

桑葚 50 克，大枣 10 枚，猪瘦肉、盐适量。

[做法]

◆ 桑葚和大枣、猪瘦肉一起熬汤至熟，加盐调味即可。可去桑葚，饮汤吃大枣、猪瘦肉，每日一剂。

[功效]

补中益气，滋阴消胀。适合结肠癌及化疗后乏力、下腹坠胀者食用。

桑葚汤

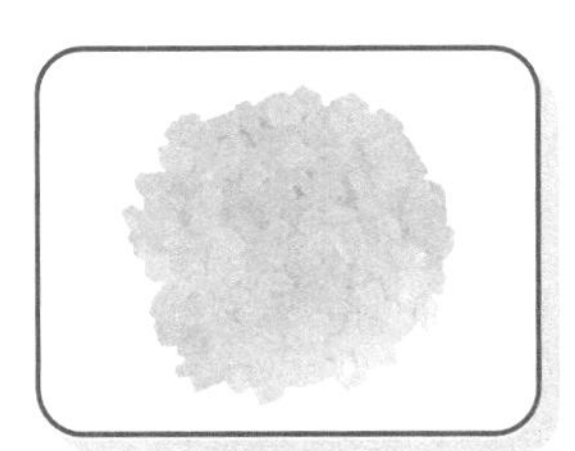

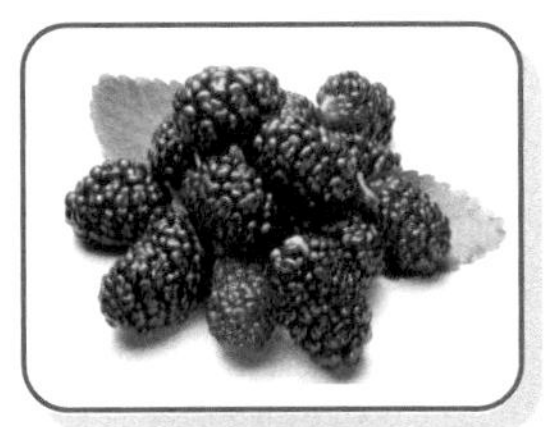

[材料]

新鲜熟桑葚 50 克，冰糖适量。

[做法]

◆ 桑葚洗净，放入砂锅中，加水适量后煎汤；

◆ 桑葚熟烂时加入冰糖，调匀即成。每日 1 次，不拘时服。

[功效]

滋阴养血，通便。主治血虚证。证见头晕眼花，心悸失眠，健忘，面色苍白或萎黄，妇女月经衍期，经血量少、色淡，甚至闭经等。

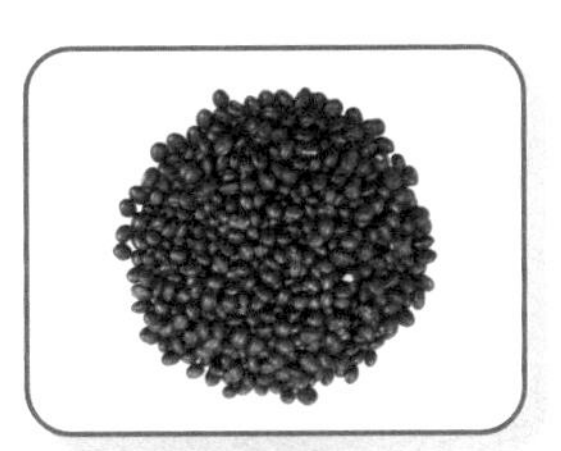

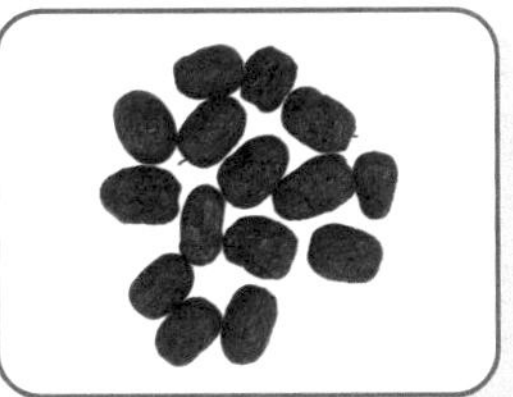

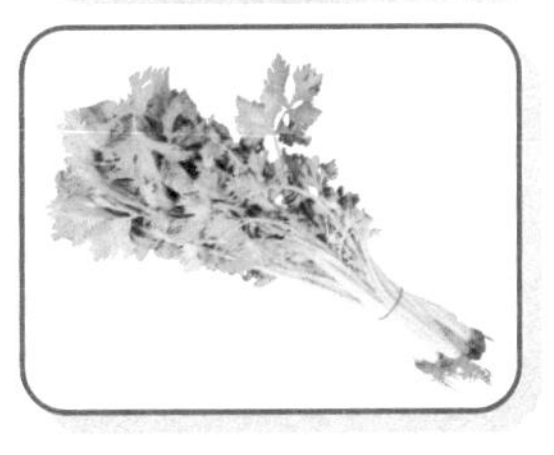

桑葚黑豆红枣汤

[材料]

桑葚、黑豆、芹菜各 30 克，红枣 10 枚。

[做法]

◆ 将上述材料分别洗净，备用；

◆ 在锅中加水适量，放入以上食材，煮汤服食。每日 1 剂，连服 15 ~ 20 日。

[功效]

滋阴养血，补肾益肝。

桑葚粥

[材料]

干桑葚 30 克，粳米 60 克，冰糖适量。

[做法]

◆ 将干桑葚用水浸泡 30 分钟，去柄，洗净；

◆ 锅置火上，倒入适量清水，放入桑葚、粳米，用大火烧开，改用中小火熬至粳米开花；

◆ 待煮至粥黏稠时，加入冰糖稍煮即可。

[功效]

滋补肝阴，养血明目。适用于肝肾亏虚引起的头晕眼花、失眠多梦、耳鸣腰酸、须发早白等症患者，同时，对女性不孕症也有一定的调理作用。

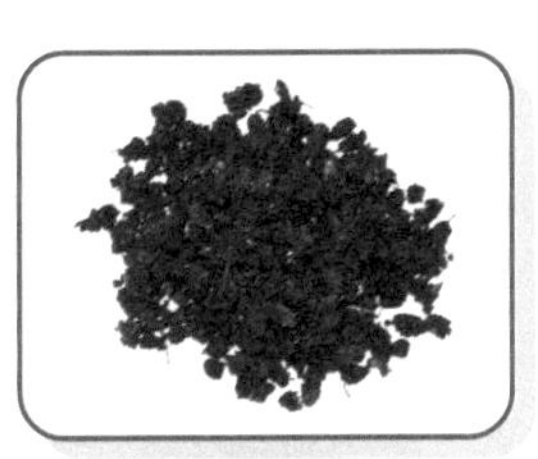

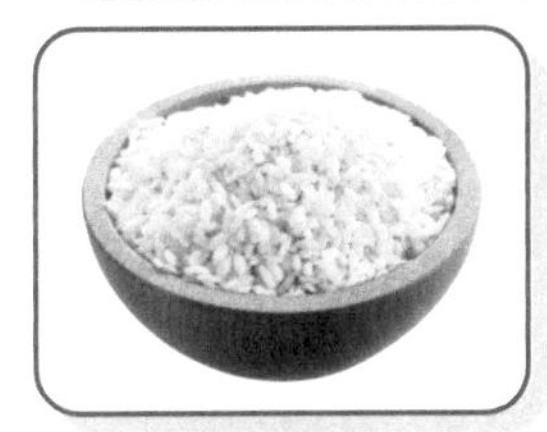

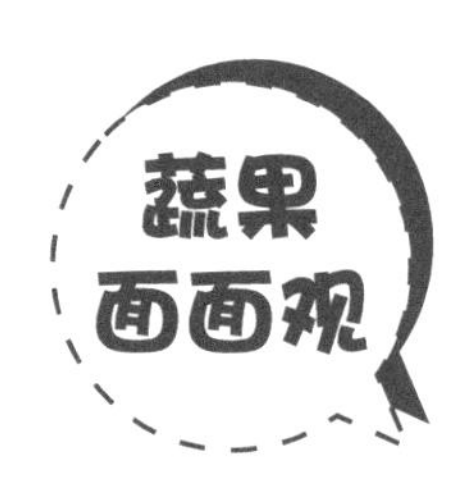

选购窍门 / 挑好水果还得先看后摸

成熟色紫

桑葚的颜色以紫黑色为佳，紫中带红的比较酸，没有成熟的桑葚不能吃。遇到外面又紫又红而里面比较生的桑葚就要注意了，这种有可能是经过染色的桑葚。

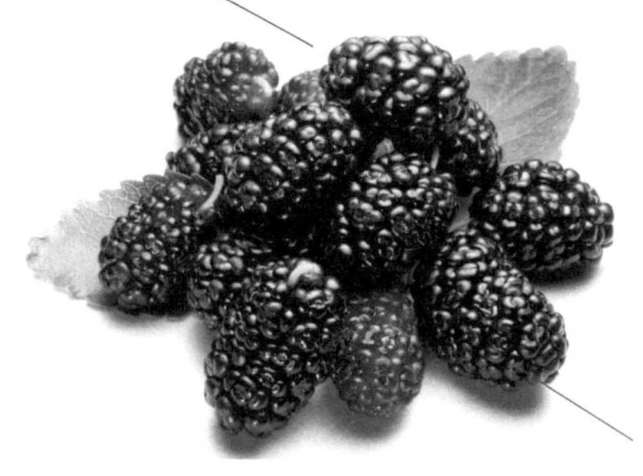

颗粒饱满

最好选择颗粒比较饱满、厚实、没有出水、比较坚挺的。

保存妙招 / 水果还得吃新鲜的

尽快食用，不宜保存

新鲜桑葚买来应该尽快食用，在冰箱存放不宜超过一天。要想保存时间长一点，可以做成果酱放入干净瓶中保存。

搭配宜忌 / 吃得好，不如搭得好

宜：我和这些食物能“和睦相处”

桑葚＋小米：可有效保护心血管。

桑葚＋枸杞子：可乌发明目。

桑葚＋薄荷：清心明目，治疗肠道疾病。

桑葚＋蜂蜜：可除烦润燥，止渴提神。

桑葚＋何首乌、旱莲草：乌发健体，抗衰老。

桑葚＋红枣：具有补气养血的功效，适合贫血患者食用。

桑葚＋醋：有乌黑发丝、安定神经、预防感冒、益肾、帮助消化、预防便秘等功效。

桑葚＋黄酒：可养阴利水，适用于阴虚水肿、小便不利、关节痛者。

忌：我和这些食物“势不两立”

桑葚＋鸭蛋：同食不利于人体健康，可能引起胃痛、消化不良等。

更年期女性宜常食新鲜桑葚

《随息居饮食谱》这样描述桑葚：“滋阴肝肾，充血液，息虚风，清虚火。”复旦大学附属妇产科医院妇科主任黄敏丽教授介绍，更年期女性容易出现肝肾阴亏、头晕腰酸、手足心热、烦躁不安、心悸失眠、月经紊乱等症状，常吃些新鲜的桑葚，可以起到补肝、益肾、滋阴、养液的功效，虚液退而阴液生，则肝心无火，魂安而神自清宁。

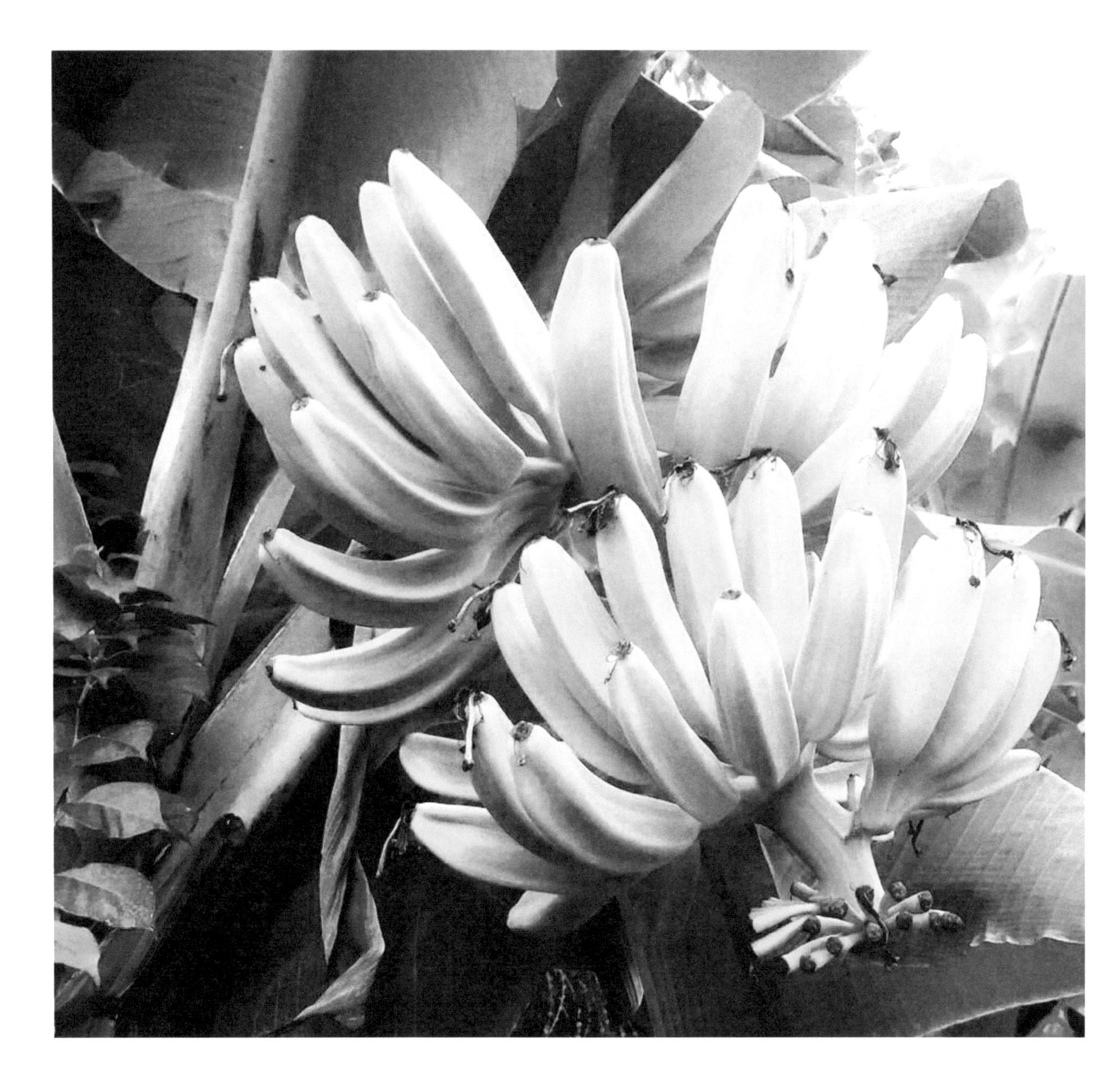

3
香蕉
吃我补充体力

药|食|水|果

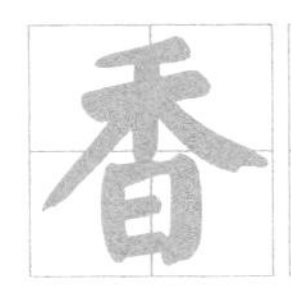
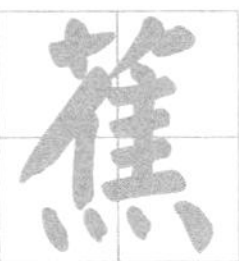

香蕉

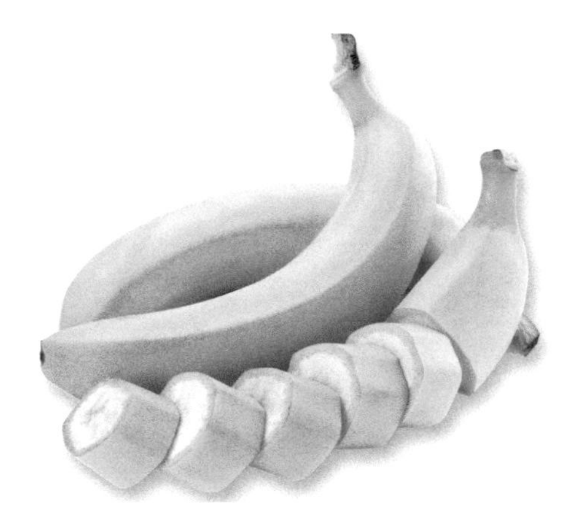

“香蕉为杂交来源，俗称甘蕉、弓蕉、芽蕉，是热带水果中的‘平民’。神话说佛教始祖释迦牟尼吃下香蕉后获得智慧，因此把它尊为‘智慧之果’。香蕉果实味道甜美，滋润可口，营养丰富；果形如象牙般弯而长，果质饱满，口感好。鲜果浓绿，熟透转黄。果质柔软，小有弹性，香甜绵润，因其热量低而成为备受女性青睐的瘦身之品。此外，因其具有消除忧郁的功效，欧洲人又将其称为‘快乐之果’。”

我是香蕉，男人眼中的“伟哥”，女人眼中的“春药”，但我比“伟哥”和“春药”更健康、更安全，因为我不是药，只是一种水果，一种与众不同的药食水果。

我体内所含的菠萝蛋白酶酵素，被认为能够增强人的性欲；含有的钾元素和维生素B，能够改善人体的整体机能。我还有一个得天独厚的优势，因为我的外形酷似男性生殖器官，所以总能诱发女人对性爱的无限激情。

找一个昏暗、浪漫的地方，让你和你的伴侣慢慢地品尝我，接下来的时间，我想你们必定会终身难忘。

香蕉为什么是弯的？

香蕉是弯的？是的，毋庸置疑。香蕉是黄色的？是的，不容否定。从我们第一次接触到香蕉开始，它就一直是弯弯的、黄灿灿的，从未变过。可是，香蕉为什么是弯的，为什么是三五个连成一串的，为什么是黄色的呢？在民间还流传着这样一个美丽的故事。

很久以前，有一年，南方突然闹起了干旱，庄稼颗粒无收，农民都只能饿肚子。有一个叫小蕉的少年，看着自己的父母饿得已经没有一点力气了，只能躺在床上，于心不忍，于是每天顶着饥饿出去给父母找吃的。因为大家太饿了，所以，原野上就只剩下光秃秃的树了，连树叶和树皮都被别人抢光了，小蕉只能跑到更远的地方去找东西吃。日复一日，小蕉从未间断过。

天上有个月亮王国，里面的月亮姐姐被小蕉的行为感动了，于是就派一群小月亮到人间。调皮的小月亮们三五个一群地跳到了树上。树上立刻长出了茂密的叶子，结出了一串一串的果实。人们为了感谢小蕉，就给它们起了一个好听的名字：香蕉。

其实，香蕉就是小月亮们的化身，所以它长得弯弯的，像个小月亮，也就不足为奇了。

香蕉有哪些特殊功效？

[治疗水肿]

钾是很有效的“利尿剂”，而且它能排除人体内多余的盐分，帮助水分的代谢,辅助治疗水肿。而香蕉所含的钾元素是非常丰富的。另外，丰富的钾元素还能帮助伸展腿部肌肉和预防腿抽筋,甚至达到“美腿”的效果。

[消除疲劳]

香蕉中所含的维生素 B_2 与柠檬酸具有互补的效果，能消除体内堆积的乳酸和丙酮酸，从而减轻身体疲劳。此外，香蕉还含有葡萄糖、果糖和蔗糖三种天然糖分，可帮助人体快速补充能量，是运动员补充能量的良好来源之一。

[润肠通便]

香蕉的水溶性膳食纤维中含有果胶质和低聚果糖，有润肠通便的作用。低聚果糖还能增加肠内乳酸杆菌的数量，促进肠胃蠕动，从而有效改善便秘的症状。

[降压抗菌]

香蕉的果肉有降压的作用，高血压患者可以适量多吃；香蕉皮含有蕉皮素成分，有抗菌作用，能够抑制细菌和真菌的滋生。

香蕉牛奶

[材料]

香蕉1根，燕麦80克，牛奶200毫升。

[做法]

◆ 将香蕉去皮，切成小段，和燕麦、牛奶一起放入榨汁机内，搅打成汁即可。

[功效]

香蕉性寒味甘，可生津止渴、润肺、滑肠。此款牛奶可润肠通便，有益肠道健康。

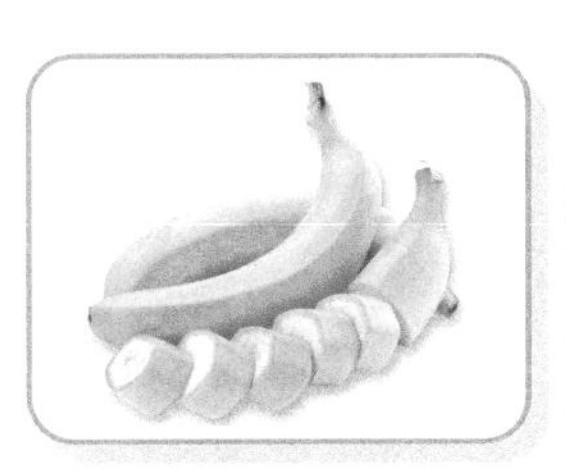

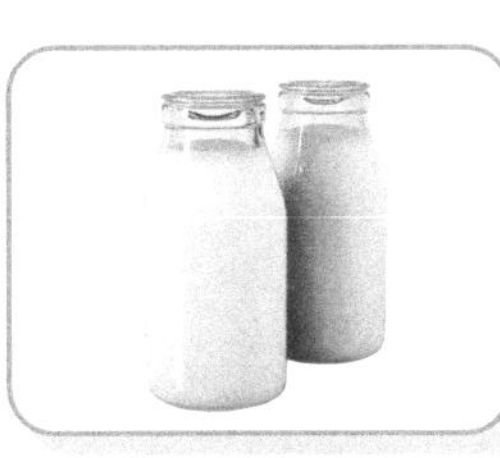

烩香蕉汤

[材料]

香蕉250克，白糖适量。

[做法]

◆ 香蕉去皮，切成小丁；

◆ 锅置火上，加入清水250克，下入白糖，烧至糖化水沸，撇去浮沫，放入香蕉丁，待香蕉丁漂起时起锅即可。

[功效]

清热生津，滋阴润肠。

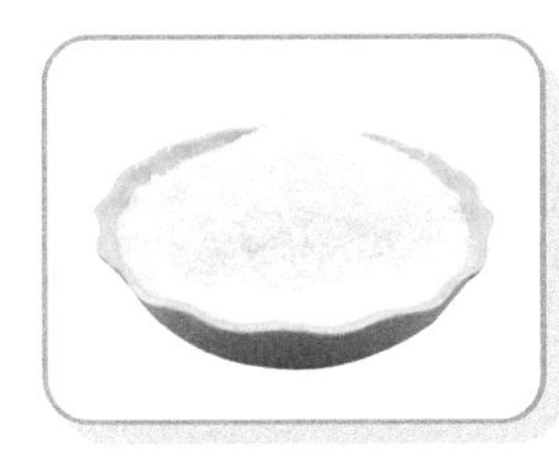

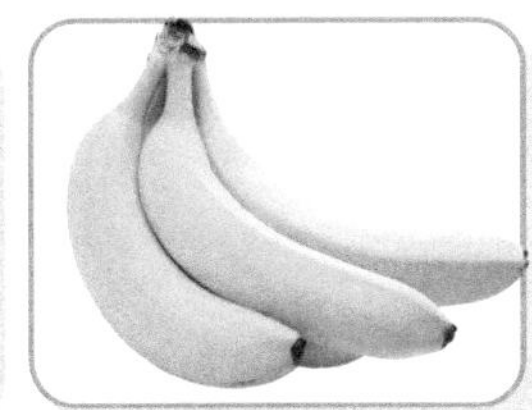

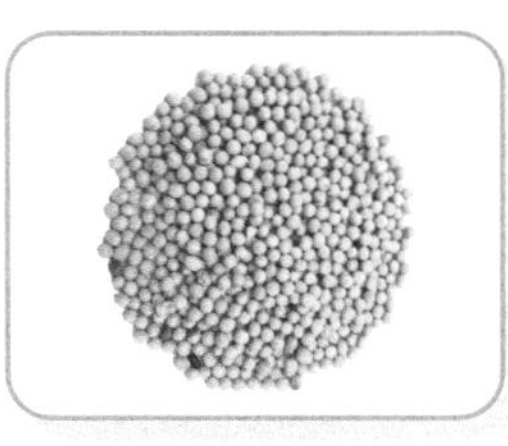

香蕉豆浆

[材料]

黄豆 50 克，香蕉 1/3 根，可可粉 2 小匙，蜂蜜适量。

[做法]

- 黄豆用清水浸泡至软，洗净；香蕉剥皮，切片；
- 将泡好的黄豆、香蕉片一同放入全自动豆浆机中，加入适量的水煮成豆浆；
- 趁热加入可可粉拌匀，晾凉后加入蜂蜜调味即可。

[功效]

蜂蜜生津止渴、润肺开胃、润喉通肠。香蕉豆浆润肠通便，可以有效缓解饮食不均衡引起的便秘等症。

拔丝香蕉

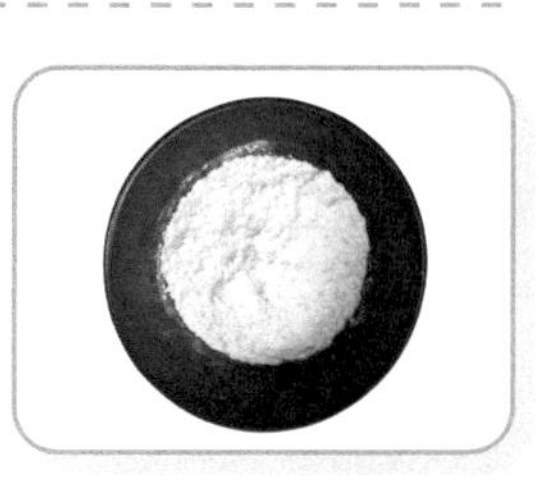

[材料]

香蕉 2 根，鸡蛋 1 个，面粉 10 克，淀粉 50 克，食用油 500 克，白糖适量。

[做法]

- 香蕉去皮，切块，拍上少许干淀粉；
- 将鸡蛋打入碗内，加入面粉、淀粉、水、少许油，并搅成糊；
- 锅内倒入油，烧热，放入挂上糊的香蕉并炸成金黄色，待香蕉浮起后，捞起沥油；
- 油锅内放入适量白糖，油温不要太高，熬至糖浆呈浅黄色、能抽出糖丝时放入炸好的香蕉，离火，快速翻动，裹匀糖浆即可。

[功效]

润肺，清热解毒。

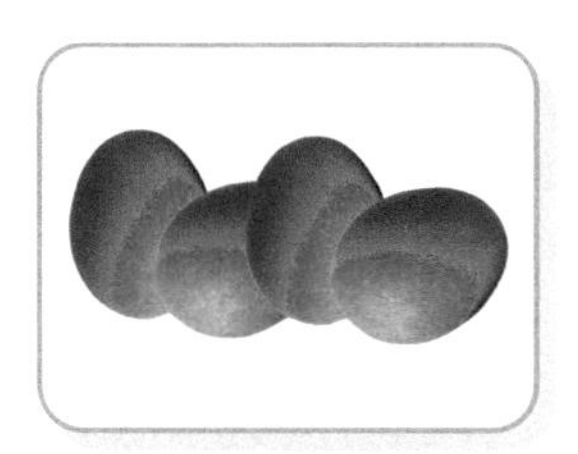

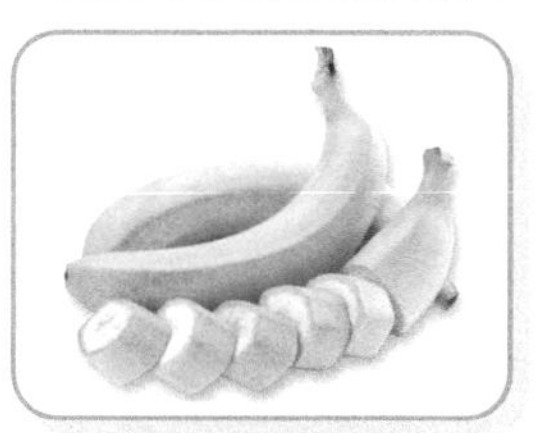

香蕉蛋羹

[材料]

鸡蛋 4 个，香蕉 100 克，高汤 250 克，熟猪油 10 克，盐、味精各适量。

[做法]

- 香蕉去皮，把肉压制成细泥，加高汤、味精、盐，调匀待用；
- 把鸡蛋打入碗中，搅打至散烂后，加入香蕉高汤，调和均匀；
- 调入熟猪油，置笼中，用旺火蒸熟即成。

[功效]

滋阴润燥，愉悦精神。

高丽香蕉

[材料]

香蕉 500 克，精面粉 25 克，淀粉 35 克，白砂糖 100 克，鸡蛋清 75 克，熟芝麻 15 克，熟猪油 500 克。

[做法]

- 香蕉去皮后切成 4 厘米长的滚刀段；鸡蛋清加入精面粉、淀粉调匀，拌成蛋粉糊；
- 锅置火上，放猪油，烧至三成热，将香蕉放进蛋糊中粘匀，下油锅，炸 1 分钟，捞出；
- 待油烧至八成热时，再放入香蕉，炸成金黄色，捞出，沥净油；
- 另取锅上火，倒入 50 克清水和 50 克白糖，熬至糖溶化、起鱼眼泡时，放入炸好的香蕉；
- 待香蕉均匀地粘满糖汁后，起锅，装入盘中，撒上白糖和熟芝麻即成。

[功效]

润肺，清热解毒。

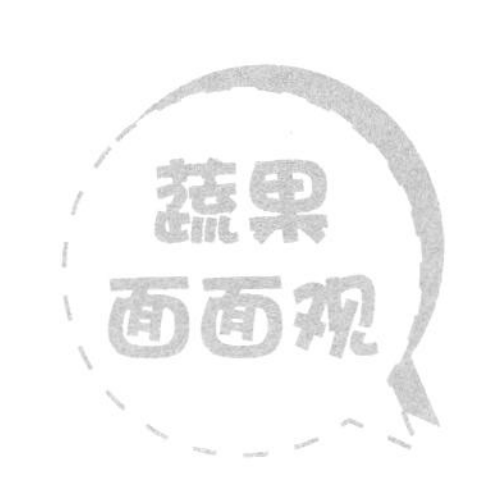

选购窍门 / 挑好水果还得先看后摸

鲜黄光亮

表皮颜色鲜黄光亮，两端带青，表示成熟度较好；若果皮全青，则比较生；而果皮变黑，则表示过熟。

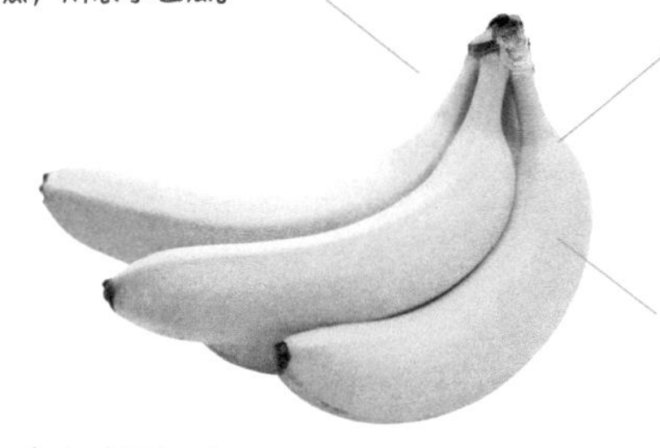

软硬适中

用手轻轻捏一下，有些硬的就比较生，太软则过熟。

圆润带点

最好选那些个儿不太大，比较圆润的，没有棱角，略带芝麻点的。

保存妙招 / 水果还得吃新鲜的

香蕉最好挂着放

一般来说，香蕉应置于阴凉、干燥、通风处保存，或与苹果一起放入袋中，排出空气、扎紧袋口存放，可保存一周左右。

如果你不嫌麻烦，可自己动手做一个香蕉架，将香蕉悬挂在室内温度较低的地方。找一个铁丝衣架，两手握住铁丝衣架的两端，从衣架中心向前折弯，保持弯曲角度为 90 度，这样可以使其平放在桌子上，最后把挂钩处向前掰一掰就可以了。

需要注意的是，香蕉千万不要放在冰箱里，因为香蕉怕冷，只适合生存在 12℃~ 13℃的环境里，温度太低，容易“感冒”。

搭配宜忌 / 吃得好，不如搭得好

宜：我和这些食物能“和睦相处”

香蕉＋牛奶：二者均具有润泽肌肤、镇静安神、除烦解郁的功效，搭配食用会起到事半功倍的效果。

香蕉＋银耳：二者均具有清肠通便、抗癌的功效，同食可达到更好的效果。

香蕉＋百合：香蕉舒缓神经、镇静、通便；百合滋阴清热、解郁。二者搭配，适宜情绪不稳定的更年期妇女和大便燥结者食用。

香蕉＋燕麦：可改善睡眠。

香蕉＋冰糖：可润肠通便、祛火生津。

忌：我和这些食物“势不两立”

香蕉＋土豆：易出现腹胀、消化不良、面部生斑、黑色素沉积等症状。

香蕉＋西瓜：易导致腹泻等症状。

香蕉＋地瓜：易引起身体不适，还会增加肠胃负担。

香蕉＋芋头：会引起腹胀，更有甚者可引起中毒。

香蕉＋哈密瓜：易加重肾衰、骨关节痛患者的病情。

香蕉＋山药：容易导致脘腹胀痛。

香蕉可治疗消化道溃疡

中医师推荐：香蕉具有清热凉血、止渴生津、润肠通便、醒酒解毒等功效，适用于温病烦渴、燥热难捱、痔疮出血等症。香蕉具有特殊的物质，能够避免胃肠道受到胃酸的刺激，对于消化道溃疡具有很好的辅助治疗作用。

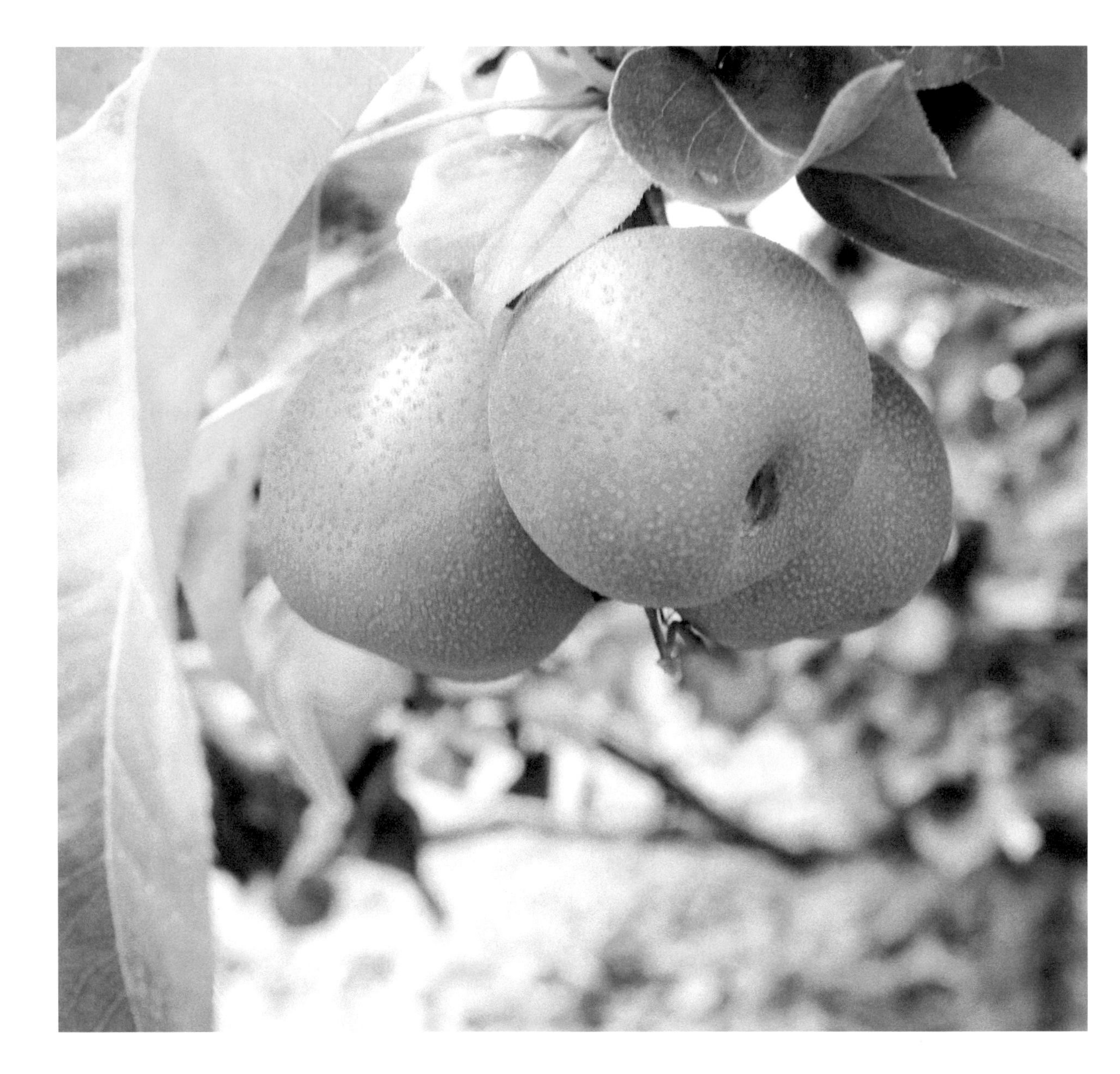

4
梨
吃我“助人兴奋”

百|果|之|宗

梨

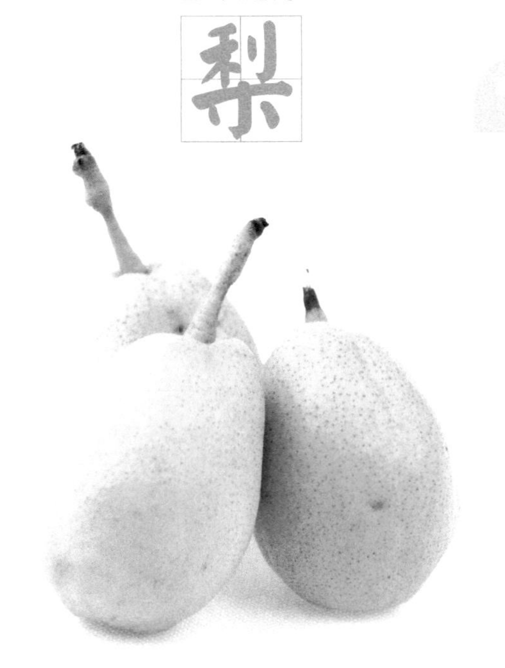

梨，又名快果、玉乳、果宗、蜜父、雪梨、香水梨、青梨。梨树是人类栽培最早的果树之一，有‘果树祖宗’之称。梨虽是常见的平民水果，一入九月，随处都能见到它的身影，可这并不影响梨在人们心中的地位。它天然而多汁，有‘天然矿泉水’之称。轻轻咬一口，香醇沁脾，唇齿留芳。生食可润肺、生津、止咳；熟食可治老年人哮喘，化痰、清肺、滋阴。它的价值，显而易见！

我是梨，一种曾被称为“睾丸树”的神奇水果。人们之所以这么叫我，倒不是因为我长得像男性的生殖器，而是因为我体内含有丰富的维生素 B_6——一种可以增加雄性激素的养分。不仅如此，能够帮助女性调节甲状腺的钾元素也是我的秘密武器。这两者双剑合璧，能够更好地帮助男女提高性欲，从而也成就了我“助人性奋”的美名。

南果梨的由来

梨，大家都不陌生，可是梨有很多品种，大家未必都了解。比如说南果梨，它是怎么来的?

传说，大约一千多年前，常有从南方飞来的大雁落在千山老龙潭一带歇着。有一年春天，有一只紫褐色大雁从南方飞来，在千山的九百九十九座山峰中间飞来飞去，一个劲儿地打旋儿。原来，它想把一颗从南方叼回来的梨籽种在这里。后来，梨籽落在了西南沟的向阳坡上。这梨籽一落到地上就入了土，发了芽，抽了枝，没过多久就长成了一棵带刺儿的野梨树。这一切正好被一个采野果的老道看见了。他感到很新奇，便常常到这里看望这棵野梨树。终于，这棵树开了花，结了果。可是，结出来的梨却是青色的，而且个头不大，有点发涩，一点都不好吃。老道看着这棵长势很好的野梨树，觉得可惜，便尝试将山丁子树与它嫁接，没想到再结果时，梨的个头比原来大了，颜色也由青色变成金黄，还有点桔红，咬一口，哈，好吃极了！人们从老道那里知道这是那只大雁从南方叼来的种子种下的梨树，而南方在古时候被称为南国，于是，人们就把这种梨称为南国梨。后来，这南国梨叫白了，就叫成南果梨了。

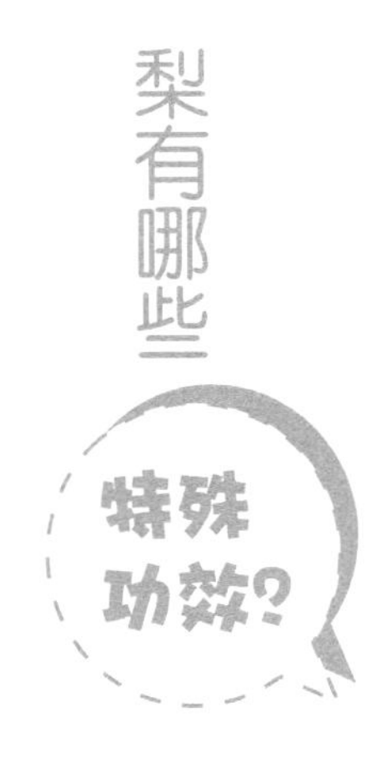

[滋阴润燥，清火]

“一颗荔枝三把火，日食斤梨不为多。”梨具有滋阴润燥、消风的功效，适宜鼻咽干痒、皮肤干燥者和秋季气候干燥时食用；还可滋阴清火，保护嗓子。

[清热生津，利尿]

梨可清热生津，适宜高热患者补充水分和电解质。梨还有利尿之功，有助于肾脏排泄尿酸，预防痛风、风湿病和关节炎。

[护肝解酒]

梨含有较多糖类和多种维生素。糖类中果糖含量占大部分（即使糖尿病患者也能食用），易被人体吸收，促进食欲，对肝炎患者的肝脏具有保护作用。另外，梨还能解酒毒。

[降低血压]

药理研究证明，梨具有增加血管弹性、降低血压的作用。其性凉，能清热镇静，肝阳上亢或肝火上炎型高血压患者常吃梨能使血压恢复正常，改善头晕目眩等症状。

[防癌]

研究认为，吃梨能防止动脉粥样硬化，抑制致癌物质亚硝胺的形成，能在一定程度上达到防癌的目的。

雪梨炖鸡块

[材料]

雪梨 1 个，鸡腿肉 200 克，盐适量。

[做法]

◆ 雪梨洗净、去皮并切块；鸡腿肉洗净、斩块、汆水；

◆ 锅内放入水、鸡块和雪梨，煲至熟，加盐调味即可。

[功效]

养心润肺，补肾强身。

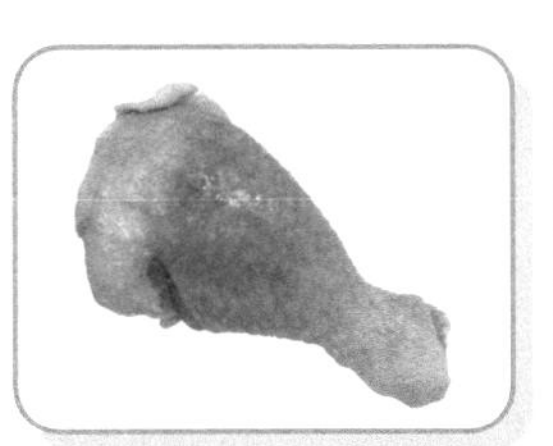

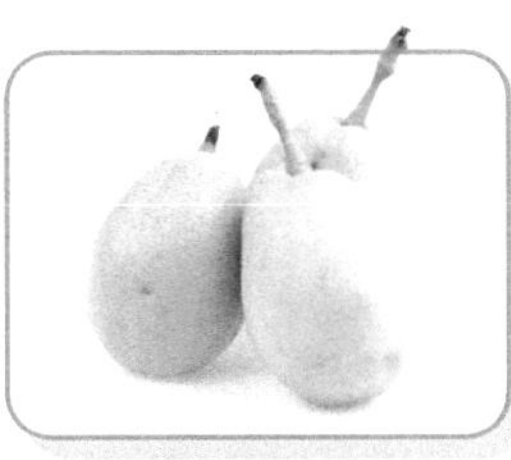

枸杞雪梨煲汤

[材料]

枸杞子 100 克，雪梨 4 个，冰糖 50 克。

[做法]

◆ 将雪梨洗净去皮，切成小块；

◆ 煮锅中倒入 3 大碗水，煮沸后加入雪梨块和枸杞子；

◆ 用小火焖 3~5 分钟后加入冰糖，待冰糖完全融化后即可食用。

[功效]

枸杞子有明目之功效，而雪梨有润肺的作用。这道汤多为日常进补和养生之用。

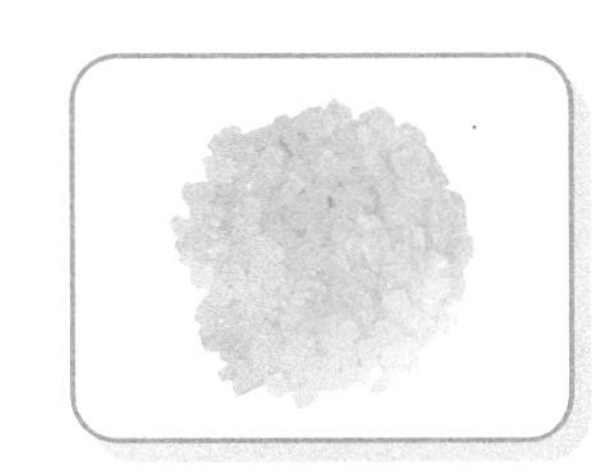

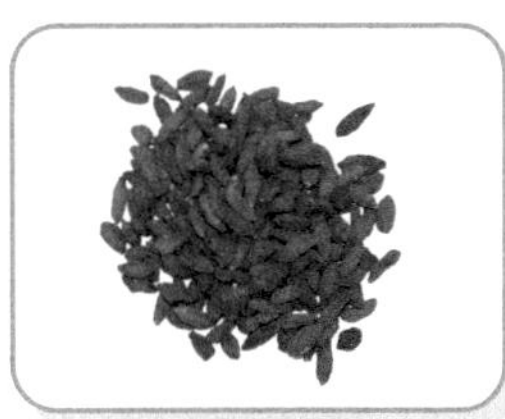

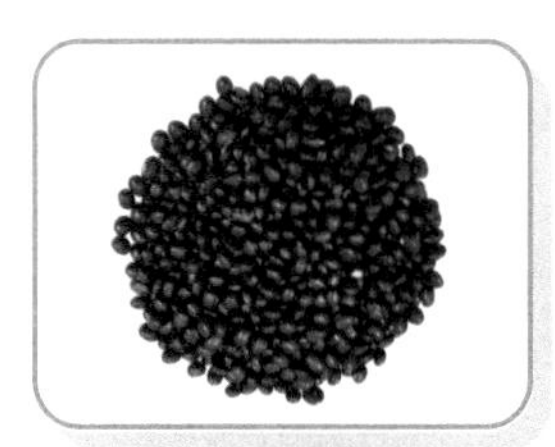

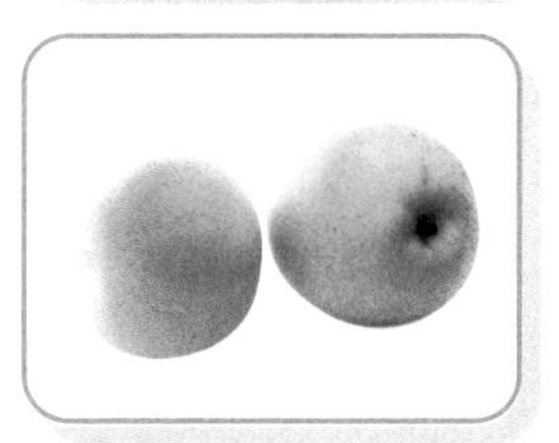

黑豆雪梨汤

[材料]

黑豆 30 克，梨 1~2 个。

[做法]

◆ 梨去皮切片，加适量水和黑豆一起放在锅内，先用大火煮开，再用小火煮烂。吃梨喝汤，连吃 1 个月后，可见明显的效果。

[功效]

黑豆可补肾滋阴，二者同食，可改善面色晦暗无光泽、易生色斑、黑眼圈及面部油腻潮红、易生痤疮等皮肤问题，同时可治疗肺阴亏虚所致的毛发柔弱、色白等症。

阿胶炖雪梨

[材料]

梨 1 个，阿胶 12 克，冰糖、蜂蜜各 50 克。

[做法]

◆ 将梨切成小块后加水煮沸，加入阿胶，用筷子反复搅拌使之溶化，再放入冰糖、蜂蜜，搅拌均匀即可。喝汤吃梨。

[功效]

阿胶能促进造血功能，明显提高红细胞及血红蛋白含量。二者同食还具有滋阴、润肺、止渴的功效。

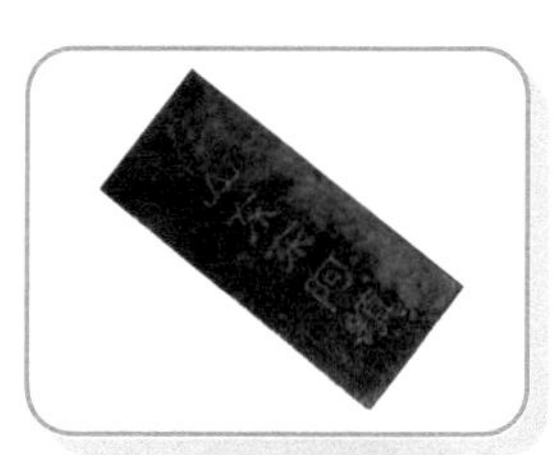

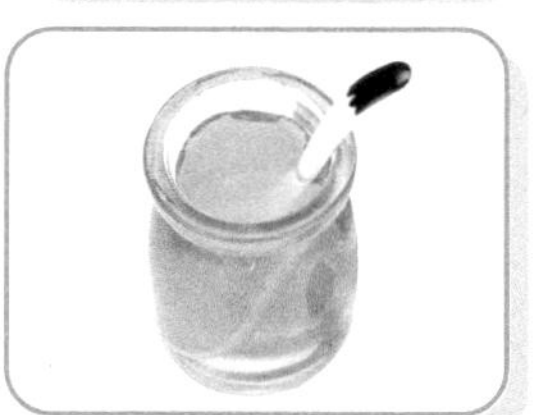

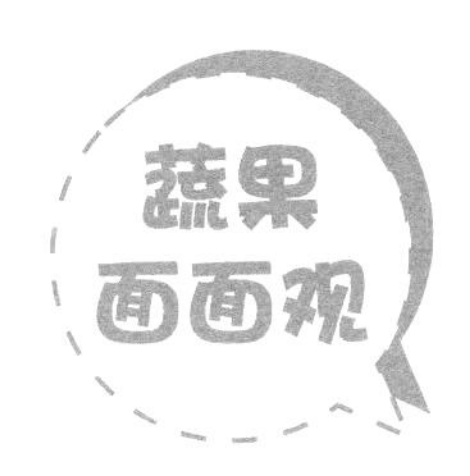

选购窍门 / 挑好水果还得先看后摸

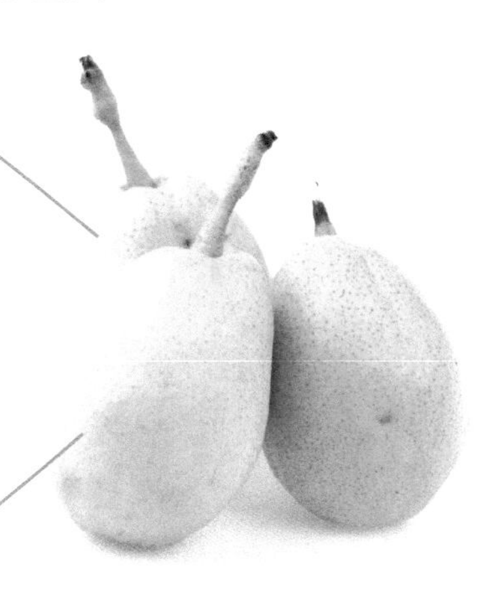

分辨雌雄

梨有两种：一种是“雄梨”，肉质粗硬，水分较少，甜度较低；另一种是“雌梨”，肉嫩，水分多，又甜又脆。雄梨外形上小下大，像个馒头，花脐处有两个凸凹形，外表没有锈斑。雌梨的外形近似等腰三角形，上小下大，花脐处只有一个很深且带有锈斑的凹形坑。花脐处凹坑深的，比花脐处凹坑浅的质量好。

皮薄饱满

看皮色：皮色薄，没有虫蛀、破皮、疤痕和色变的，质量比较好；

看形状：选择饱满，大小适中，没有畸形和损伤的梨；

看肉质：肉质细嫩、脆，果核比较小的，口感比较好。

保存妙招 / 水果还得吃新鲜的

梨无需长时间冷藏

梨是凉性的水果，所以要摆放在阴冷的角落里。梨不适合长时间冷藏，如果想放在冰箱里，可以套上纸袋，再放入冰箱里储存2~3 天。需要注意的是，梨放入冰箱之前不能清洗，因为这样容易腐烂。

另外，储存梨时不要将其和苹果、香蕉、木瓜、桃子等容易腐烂的水果混放，因为这些水果容易产生乙烯，会加快梨的氧化变质。

搭配宜忌 / 吃得好，不如搭得好

宜：我和这些食物能“和睦相处”

梨＋干姜：对治疗积滞、消化不良有一定的效果。

梨＋麦芽：可治积滞、嗳酸、食欲不振等。

梨＋杭白菊：可改善心脏功能。

梨＋排骨：提高蛋白质利用率，还有美容养颜之功效。

梨＋冰糖：糖炖梨具有清热化痰、润肺止咳的功效，对治疗阴虚燥咳有辅助作用。

梨＋核桃：对治疗百日咳有显著效果。

梨＋食盐：梨含有矿物质钾，与盐中的钠共同作用，有助于维持人体的酸碱平衡。

梨＋银耳：有清肺热、利咽生津、清热解暑、滋阴润燥等功效。

梨＋火龙果：梨与同样清火润燥的火龙果搭配，可辅助治疗百日咳等疾病。

梨＋豆浆：梨和豆浆都含有丰富的维生素 B1 和维生素 B2，同食有助于消除疲劳、增强体力。

梨＋杏果：二者搭配蒸熟，具有清肺润燥、止咳的功效，适用于燥热咳嗽。

梨＋猪肺：清热润肺，助消化。

忌：我和这些食物“势不两立”

梨＋胡萝卜：梨和胡萝卜、黄瓜、南瓜、猪肝等同食易破坏维生素 C。

梨＋鱼、虾、藻等海味：易导致便秘，促进人体对肠内毒素的吸收。

梨＋鹅肉：鹅肉含有大量的脂肪和蛋白质，过量食用会增加肾脏负担。梨属寒性水果，二者同食对肾脏刺激较大。

梨＋芥菜：芥菜富含膳食纤维，梨性寒凉，芥菜和梨一起吃，不仅不易消化，且容易使人呕吐，从而产生各种不适症状。

梨＋白萝卜：食用白萝卜后产生的硫氰酸盐与梨中的类黄酮结合，容易诱发甲状腺肿大。

梨＋羊肉：梨具有清热解毒、清心降火的功效，与温热的羊肉同食，会造成消化不良。

梨＋开水：易刺激肠道，引起腹泻。

梨＋螃蟹：由于梨性寒凉，螃蟹亦冷利，同食易伤人肠胃。

中医教你吃梨止咳

中医认为，梨有润肺生津、清热降火、化痰止咳、解疮毒和酒毒的功效，用于治疗热病伤阴或阴虚所致的干咳、口渴、声嘶失音、便秘等症，也可用于肺热或痰热烦渴、咳喘、痰黄、眼目赤痛、饮酒过多等症。《本草纲目》：“润肺凉心，清痰降火，解疮毒、酒毒。”同时，梨果皮也有清心、润肺、降火、生津、滋肾、补阴之功效。根、枝叶、花可以润肺、消痰、清热、解毒。

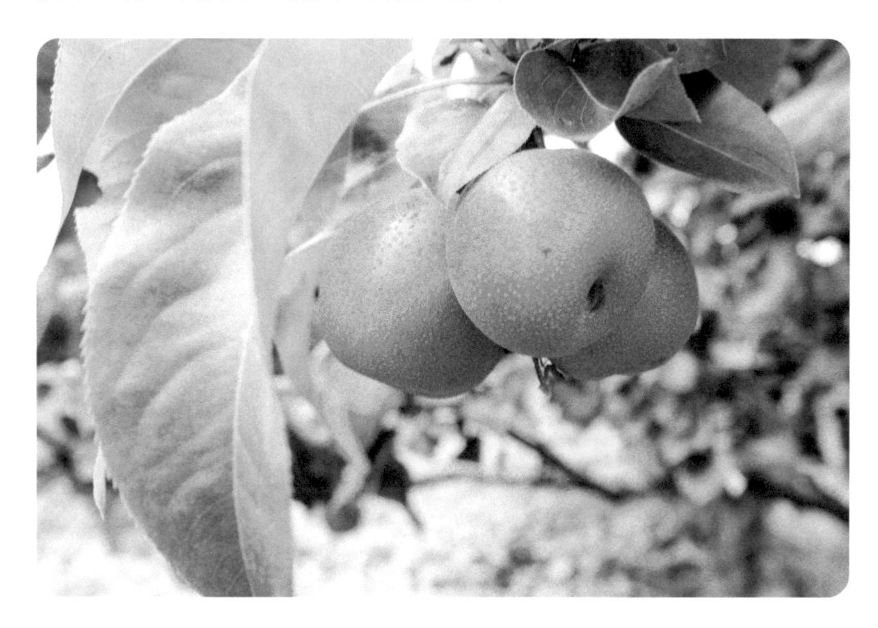

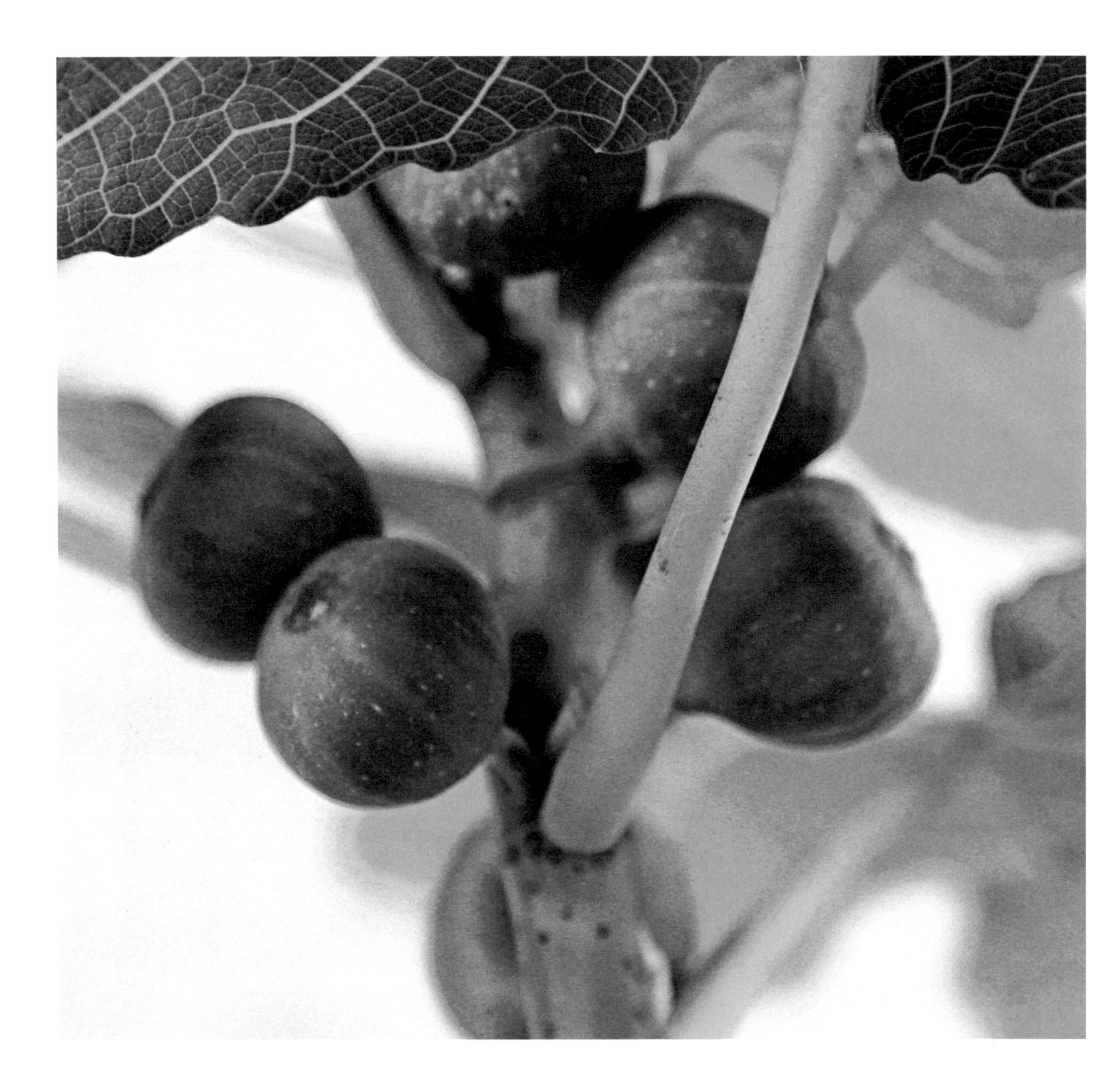

5
无花果
吃我强健心脏

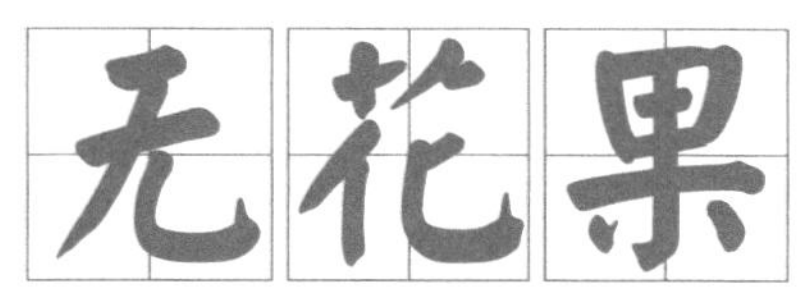

无花果

无花果，维吾尔语称之为‘安居尔’，意为‘树上结的糖包子’。在地中海沿岸国家的古老传说中，无花果被称为‘圣果’，作祭祀用的果品。另外，因为它曾庇护过罗马创立者罗慕路斯王子躲过了凶残的妖婆和啄木鸟的追赶，所以无花果树又被命名为‘守护之神’。

无花果不开花，是因为它的花开在果里，美丽和甜蜜都在果里慢慢地酝酿成熟。所以，虽然它的外表一般，但吃起来却是色香味俱全。成熟后的无花果，其鲜红的芽状果肉就像浸在浓稠的蜜里一样，亮晶晶的，极其诱人。浅浅地尝一口，那留在口中的甜蜜鲜美，和任何水果的感觉都不一样，甜而不腻，柔滑清香，让人百吃不厌。

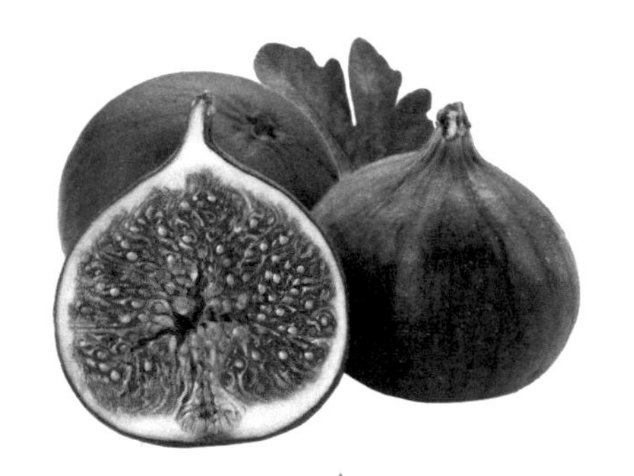

我能助性欲？没错，这是事实，不用怀疑。我身体内充满了籽，而且都是成对生长，长得跟男性的睾丸一样，有没有让身为女性的你想入非非？

如果你对我的身材不感兴趣，那就尝尝我的身体。我体内丰富的氨基酸不仅会让你性欲大增，还能减少性后身体的疲劳感。相信我妖娆的身姿和香甜的口感一定会诱发你性爱中的快感，让你对性爱流连忘返。

我和生殖健康是亲密的伙伴，我体内可溶解和不可溶解的两种纤维对心脏健康有重要作用，而且有助于心血管的食品也都有助于性能力；用我做成的高纤维食品能够让你饱腹，为你的性爱增加能量。另外，我还能增强男性精子活力，增加精子数量，改善因精子质量不好而导致的男子不育症。

我是无花果，给你带来生殖健康的圣果。

无花果为什么“无花而果”？

先开花后结果是大自然的正常规律，没有花哪有果？可是无花果却喜欢另辟蹊径，还没开花，果子就迫不及待地探出了小脑袋。无花果为什么不开花？传说很久以前，阿图什城南的博古孜河畔居住着一位名叫库尔班的维吾尔族果农，他像爱自己的孩子一样爱着他那些精心培育的果树。终于有一天，他培育了一种不但能止饥解渴，还能治疗多种疾病的圣果。谁知，它的花香果甜很快传进了汗宫，垂涎欲滴的汗王下了一道圣旨，要库尔班将果树移栽到他家的花园中，否则，树要砍去，果园要毁掉，连库尔班老人的脑袋也要搬家。

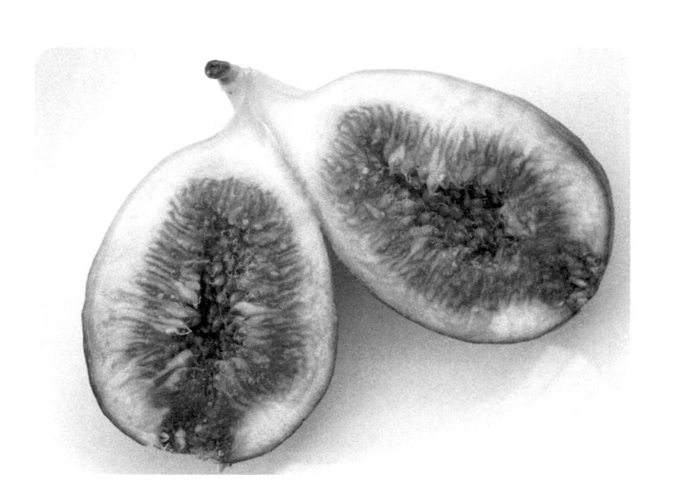

无可奈何的库尔班怀着异常愤懑的心情，趁着朦胧月色，从果树上剪下条条嫩枝，送给附近的乡亲栽培，而将光秃秃的果树移栽到汗王的花园中。没想到，第二年开春，汗王花园里的果树并没有存活，而博古孜河畔维吾尔老乡果园里的树却枝繁叶茂，一派生机。果树上醉人的花香，随风阵阵扑进汗王花园，搅得贪婪的汗王坐卧不宁，怒不可遏。恼羞成怒的汗王下令将库尔班抓来严刑拷打，并派卫士倾巢出动，将农家的果树全部砍掉。卫士们顺着花香，闯进一个个果园，将繁花盛开的果树一个不留地砍掉。遍体鳞伤的库尔班老人不忍心自己的宝贝就这么被摧残掉，于是偷偷地与乡亲们将果树重新栽植，精心管护，还好，一棵棵果树又重新发了新枝。

又到了果树开花的季节，库尔班老人与众乡亲忧心忡忡，愁眉不展，担心浓郁的花香将再度带来灾难。乡亲们面对着待放的花苞，在心中默默祈祷着，要是不开花就结果该多好啊。也许是老天眷顾，那一年春天，果树真的没有开花，更神奇的是，在一片片浓浓的大叶子上，还未开花的果树已经结出了纽扣般大小的密密幼果。从此，人们将这种无花而果的水果称为无花果。

无花果有哪些特殊功效?

[健胃润肠]

无花果含有苹果酸、柠檬酸、脂肪酸、蛋白酶、水解酶等，能促进人体对食物的消化，增强食欲，又因其富含可溶性膳食纤维，所以还能促进肠胃蠕动。

[降血脂]

无花果含有脂肪酶、水解酶等物质，具有降低血脂的作用，可减少脂肪在血管内的沉积，从而预防冠心病、脑卒中。

[防癌抗癌]

未成熟的和已成熟的果实中分别含有补骨脂素、佛肝内酯等活性成分和一种芳香物质苯甲醛，它们都具有防癌抗癌以及增强人体抗病能力的作用。

[抗炎消肿]

无花果还有消炎的作用，可利咽消肿。

[消除疲劳]

无花果不仅包含人体必须的 8 种氨基酸，且尤以天门冬氨酸含量最高，对抗白血病、恢复体力和消除疲劳有很好的作用。

[减肥抗衰]

无花果的热量很低，可作为一种减肥保健食品。此外，无花果含有多糖，占 6.49%(干重)，主要为阿拉伯糖和半乳糖，对抗衰老有一定作用。

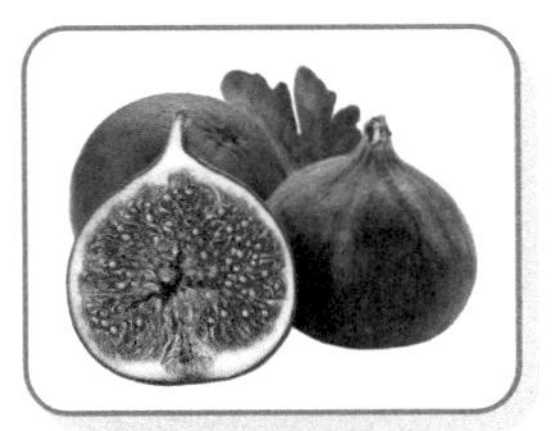

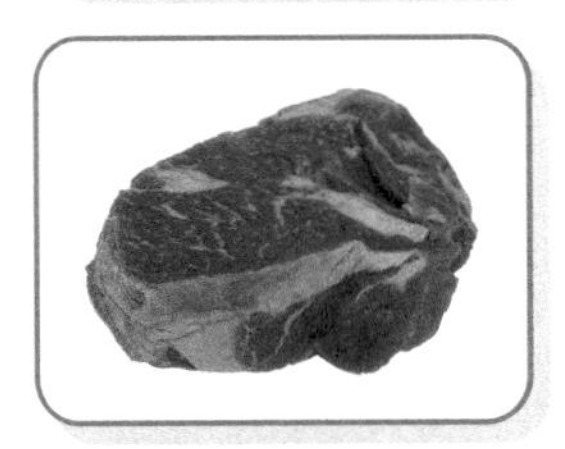

无花果煲猪肉

[材料]

猪肉 500 克，无花果 500 克，盐适量。

[做法]

◆ 将洗干净的猪肉、无花果放瓦煲，注入开水 2000 毫升，煲好后得汤 1500 毫升；

◆ 煲时加盖盖着，用中火煲至肉熟，捞起切为厚件，和无花果放在碟中，用精盐将汤调好味，倒在汤碗里即可。

[功效]

健脾开胃，滋阴调理，对贫血有一定的改善作用。

参果瘦肉汤

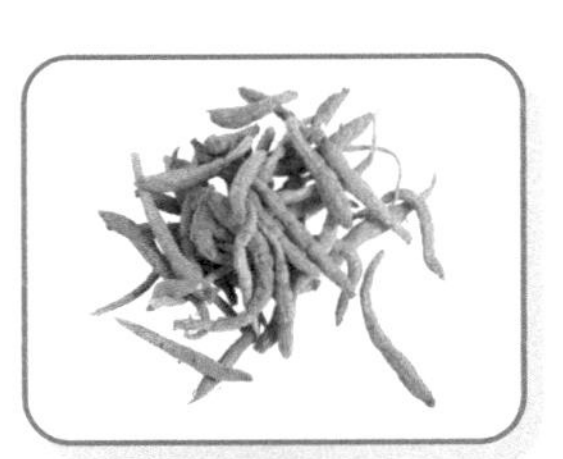

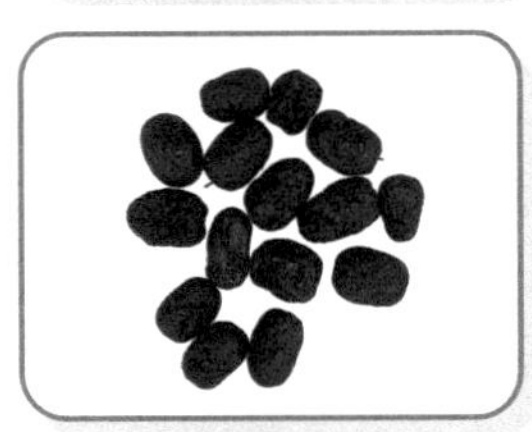

[材料]

猪瘦肉 250 克，无花果 75 克，太子参 50 克，蜜枣 10 克，盐适量。

[做法]

◆ 将太子参、无花果洗净切片；

◆ 瘦肉放入滚水中，高火 3 分钟，取起过冷水；

◆ 锅中倒入清水，高火煮 6 分钟至滚，放入太子参、无花果、瘦肉、蜜枣，中火煮 40 分钟，汤成下盐调味即可。

[功效]

补虚养身，滋阴调理，改善贫血症状。

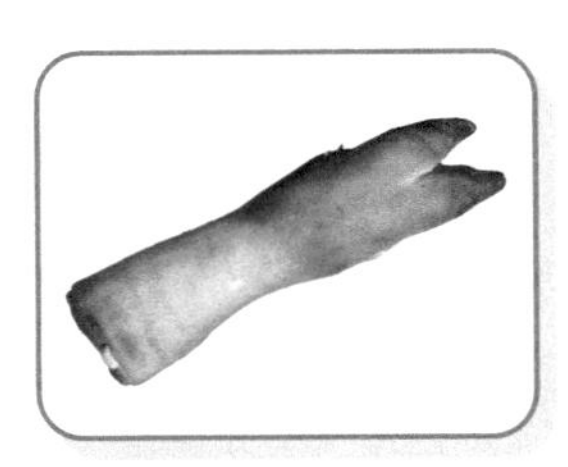

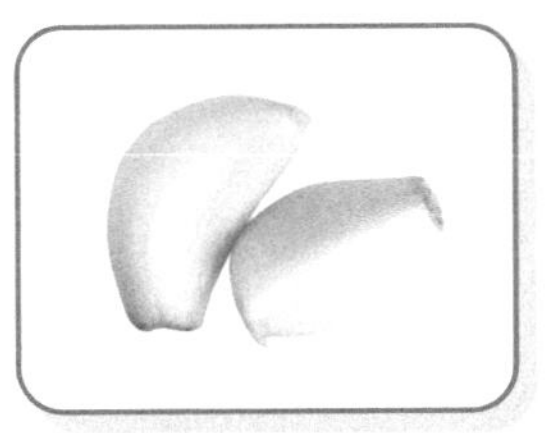

无花果炖猪蹄

[材料]

无花果 200 克，金针菜 100 克，猪蹄 2 只，生姜、胡椒粉、大蒜、食盐、味精、葱花适量。

[做法]

◆ 猪蹄切成小块，加生姜、胡椒粉、大蒜和适量清水，与无花果一同煮至烂熟；

◆ 放入金针菜，煮 30 分钟，加食盐、味精、葱花调味即可。

[功效]

有清热解毒、通经下乳之功效，用于肝郁气滞、虚火上窜导致的乳汁不下、食欲不佳、气血虚亏、神经衰弱等症。

无花果粥

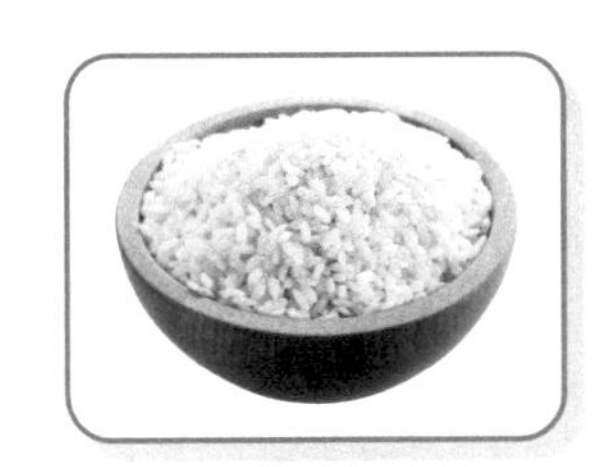

[材料]

无花果 50 克（干品），粳米 100 克。

[做法]

◆ 无花果洗净，并切成碎米状待用；

◆ 粳米洗净，加水适量煮粥，待粥煮至浓稠时，放入无花果和冰糖适量，煮 30 分钟，趁热食之。

[功效]

健脾益气，养血通乳。适用于产后元虚血亏导致的乳汁不下或无乳且伴有面色苍白、气短自汗、乏力怠惰、食欲减弱等症。

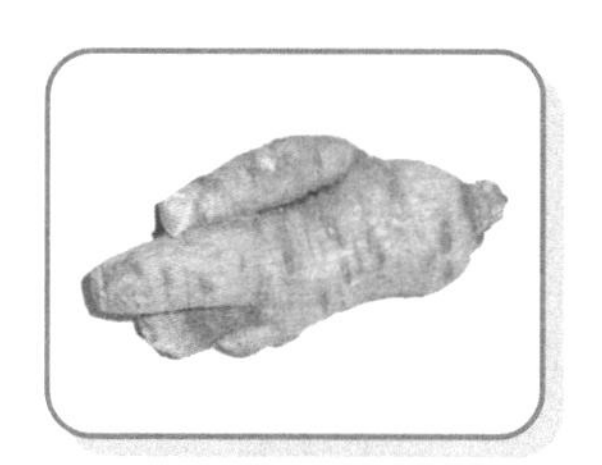

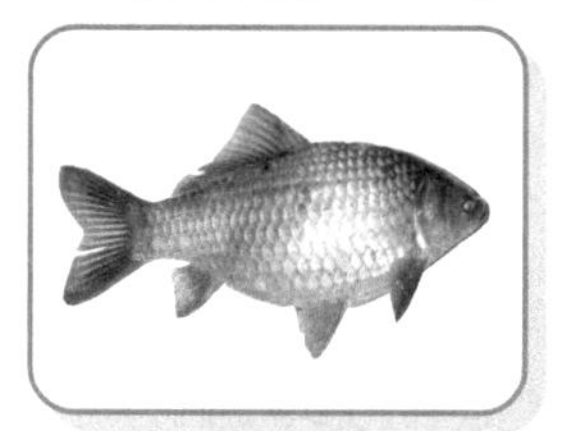

西洋参无花果水鱼汤

[材料]

西洋参10克，无花果20克，水鱼500克，红枣3枚，生姜5克，盐5克。

[做法]

◆ 将水鱼的血放净，并与适量清水一同放入锅内，加热至水沸；
◆ 西洋参洗净；无花果洗净；红枣洗净；
◆ 将水鱼捞出，褪去表皮，去内脏，洗净，斩件，飞水；
◆ 瓦煲内倒入 2000 毫升清水，煮沸后加入所有材料，大火煲滚后，改用小火煲3小时，加盐调味即可。

[功效]

西洋参滋阴益气，补而不燥，适合癌症手术后虚不受补者。

无花果鳜鱼汤

[材料]

红萝卜640克，猪瘦肉480克，鳜鱼400克，无花果150克，香菜100克，花生油15克，盐适量。

[做法]

◆ 红萝卜去皮，洗净切厚件；香菜洗净，不用切；无花果洗净切片；瘦肉煮5分钟，洗净；鳜鱼洗净，抹干；
◆ 烧热锅，下油2汤匙，把鳜鱼煎至两面微黄铲起；
◆ 加水适量，放入所有材料煲开，小火煲3小时，下盐调味即可。

[功效]

滋阴养颜，缓解眼部疲劳。

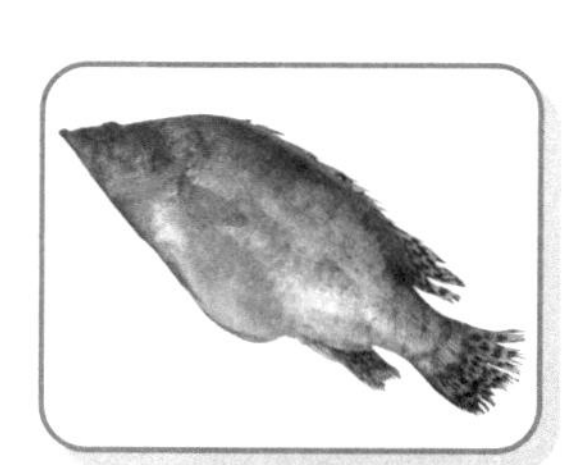

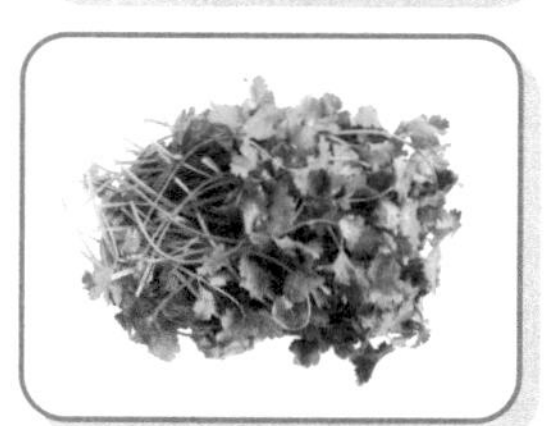

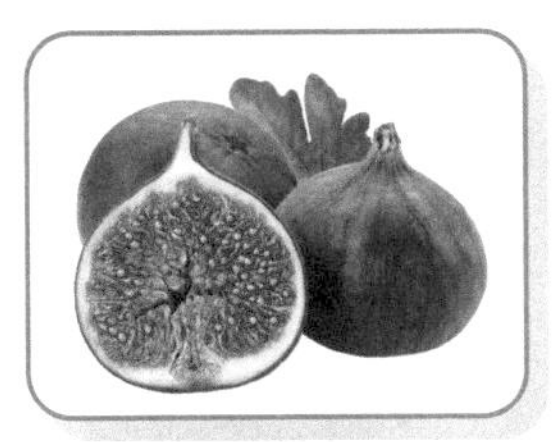

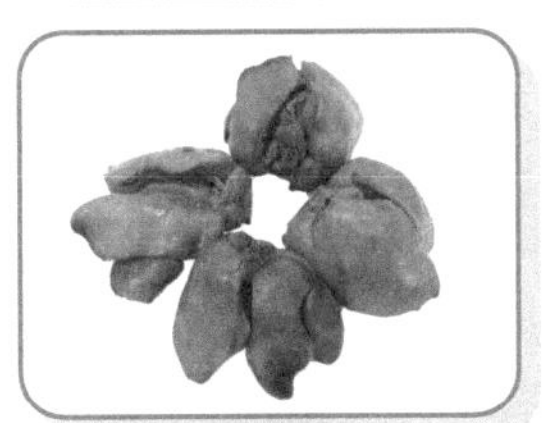

爆炒鸡肝无花果

[材料]

无花果干 3 粒，鸡肝 3 副，白糖 1 大匙。

[做法]

◆ 将洗净的鸡肝放入开水中，烫后捞起沥干；无花果干洗净切片；

◆ 平底锅加热，加油烧热后将准备好的鸡肝、无花果干一起爆炒，直至鸡肝熟透，无花果干飘香；

◆ 白糖加 1/3 碗水，煮至白糖融化，待鸡肝炒熟盛起，淋上糖汁即可。

[功效]

补血补脾，润肺益胃。

无花果煲猪肠

[材料]

无花果 50 克，荸荠 100 克，猪肠 400 克，猪瘦肉 150 克，黑木耳 20 克，红枣 3 枚，盐、花生油、淀粉适量。

[做法]

◆ 无花果、黑木耳洗净并浸泡 1 小时；荸荠洗净去皮；

◆ 猪肠用花生油、淀粉反复搓擦，以去除腥味和黏液，洗净放入瓦煲中；

◆ 瓦煲内加入适量水，煮沸后加入所有材料，再次煮沸后改用小火煲 3 小时，加盐调味即可。

[功效]

清热化痰，健胃清肠。

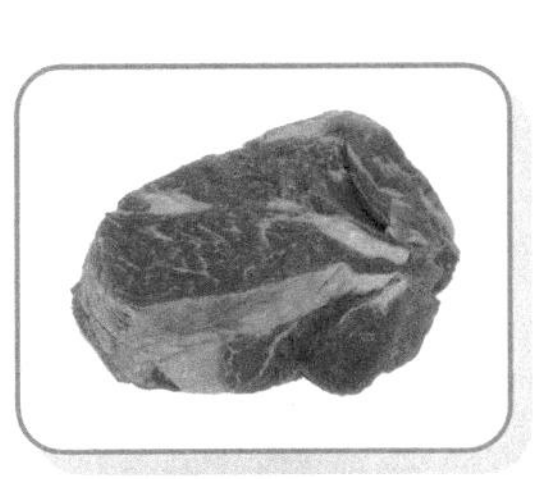

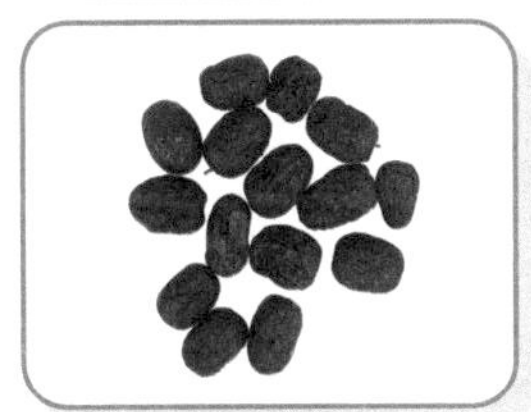

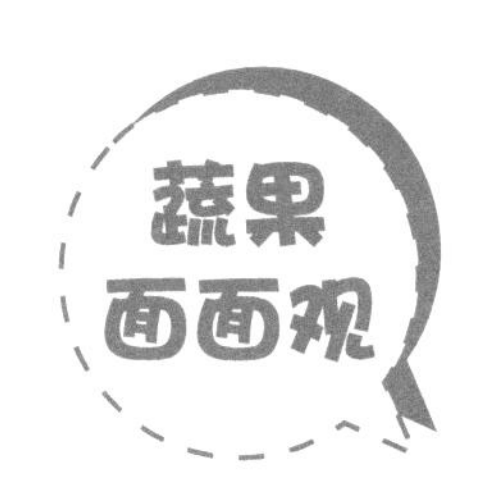

选购窍门 / 挑好水果还得先看后摸

色深光泽

挑选红褐色、有光泽的，这样的果实才是熟透了的，口感会更甜。

触感柔软

可以轻捏果实表面，挑选较为柔软的。

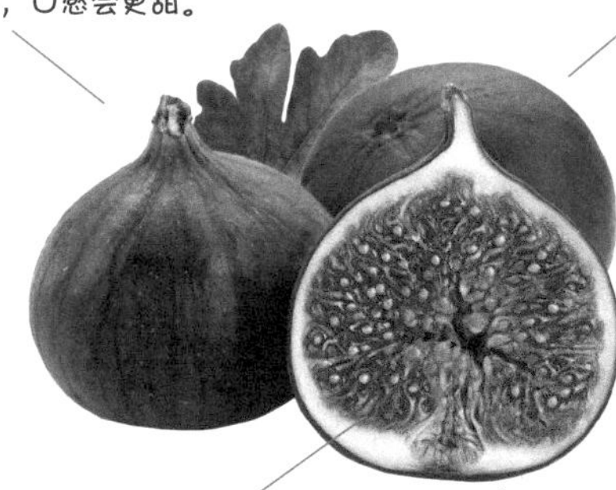

果肉饱满

挑选个大的，这样的果子果肉饱满，水分多。

尾部开口小

尾部开口较大的无花果容易沾染到空气中的灰尘和细菌，不太卫生。

保存妙招 / 水果还得吃新鲜的

制成无花果干更安全

新鲜的无花果极容易腐坏，最好即买即食，或者购买无花果干。

若是新鲜无花果，可以用报纸将其包裹住，放入冰箱内冷藏，可以保存 2 ~ 3 天。或者用 200 ~ 300 毫克 / 升的山梨酸处理，可减少霉菌危害；用 50% 的苯来特浸果 20 分钟，可控制果腐。新鲜的无花果很难久存，建议制成无花果干、果脯、果酱、果汁等。

搭配宜忌 / 吃得好，不如搭得好

宜：我和这些食物能“和睦相处”

无花果＋粳米、冰糖：健脾止泻，消炎消肿。

无花果＋猪蹄：养血通乳、强身健体、润肤美容。

无花果＋梅头肉：健胃利肠，消炎解毒。

无花果＋栗子：无花果具有利咽、抗菌消肿、延缓衰老之功效，栗子具有抗衰老、延年益寿的作用，二者同食，可以起到延缓衰老、消肿利咽的作用。

忌：我和这些食物“势不两立”

无花果＋海鲜类食物：会使人产生腹痛、腹泻等症状，危害身体健康。

无花果＋荔枝：无花果与荔枝等含糖量较高的食物同食，容易导致血糖升高。

无花果＋豆腐：易发生化学反应，导致泄泻。

无花果的解毒功效从何而来？

中医认为，无花果味甘、性平，入脾、胃经，有健胃清肠、清热解毒、通乳消肿之功。《本草纲目》言其“开胃，止泄痢”；《滇南本草》言其“敷一切无名肿毒，痈疽疥癞癣疮，黄水疮，鱼口便毒，乳结，痘疮破烂”；《随息居饮食谱》言其“清热，润肠”。

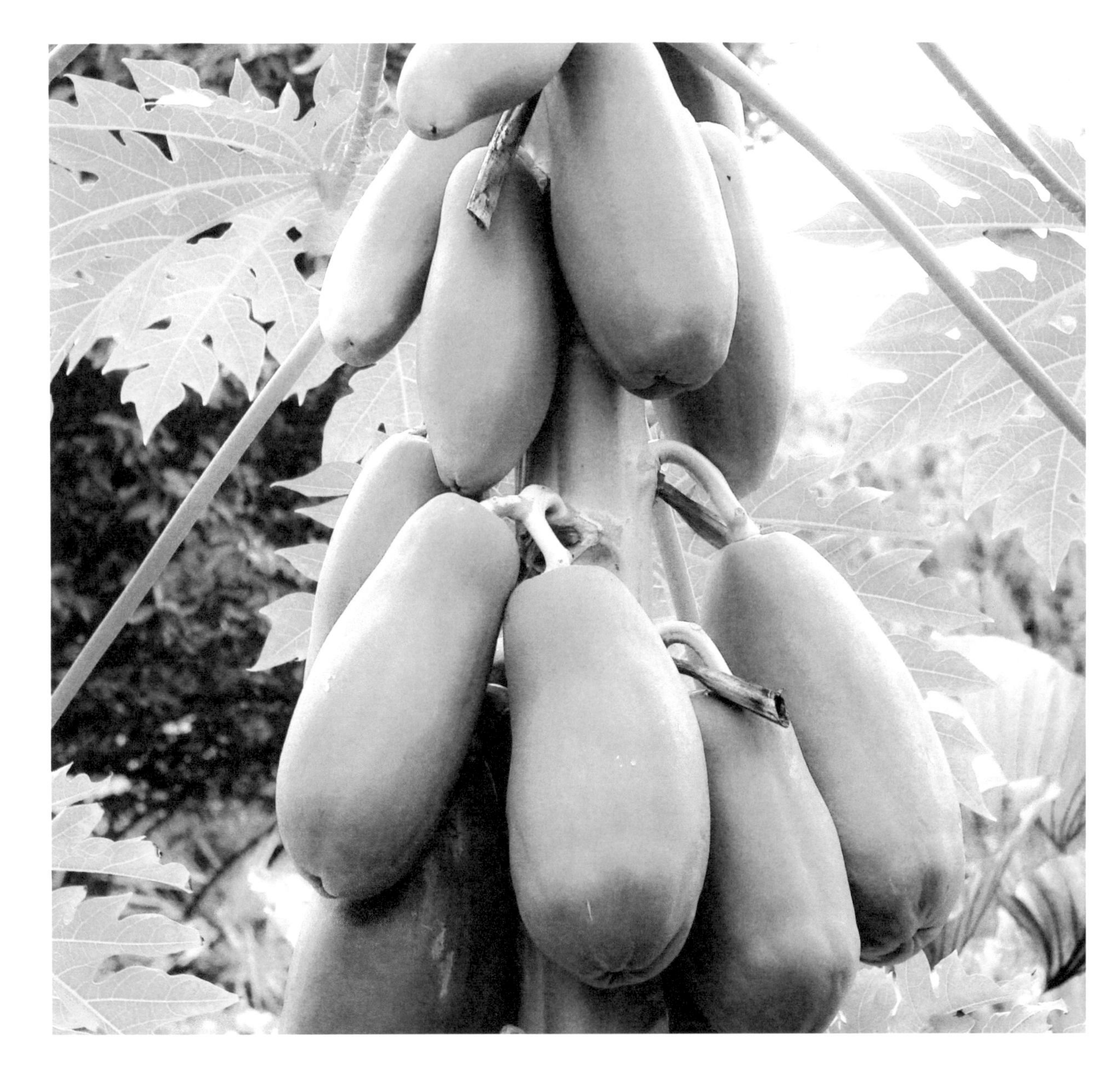

6
木瓜
吃我抗癌通乳

百益之果

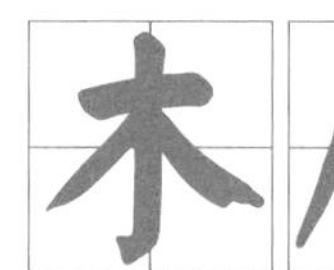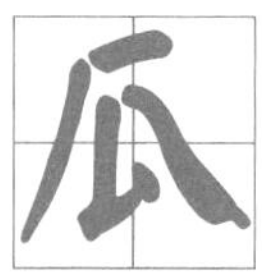

木瓜

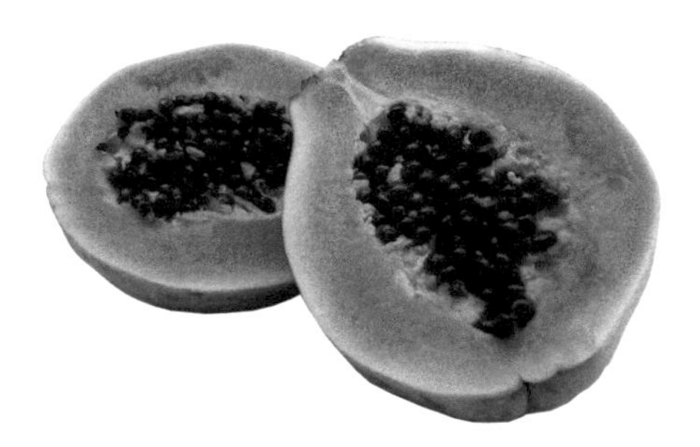

有‘水果之皇’、‘万寿果’之称的木瓜，又名乳瓜、番瓜、文冠果，是岭南四大名果之一。成熟的木瓜丰满如妇人的双乳，沉甸甸。阳光给了它足够的滋润，使它碧绿的外衣上平添了几缕淡淡的黄色，十分诱人。木瓜的果肉厚实细致、香气浓郁、汁水丰多、甜美可口、营养丰富。其所含酵素的解毒能力更是出色，一天食用约 200 克的木瓜，就能慢慢代谢掉累积在肝脏里的毒素，并能缓和皮肤的流脓症状，以及久久不愈的异位性皮肤炎。木瓜绝对对得起‘超强解毒水果王’的称号。

“投我以木瓜，报之以琼琚”，赠我木瓜，以示有情，回赠琼琚，尤见情盛。《诗经》里把我当作是男女之间互赠的信物。其实，我在男女感情中不仅仅担任一个信物的角色，我还能让你更好地享受男女之欢所带来的快乐。

一次美好的性爱是夫妻感情的黏合剂，更是生育漂亮宝贝的前提。仔细观察我性感的身体，充分发挥你的想象力，有没有让你联想到什么？是的，我长得有点像女性丰满的胴体，横切后很像女性的生殖器，这种视觉上的诱惑会使你不自觉地产生由心理到生理的催情联想，让完美性爱有个浪漫的开始。

如果女性朋友愿意，我还能成为她们的“闺蜜”。雌激素对于女性的重要性不言而喻，没有足够的雌激素，女性就不会来月经，不会生孩子，甚至不能称之为女人。而我体内所富含的木瓜酵素，能刺激卵巢分泌雌激素。

然而，我只是一颗木瓜，众多水果中的普通一员。

木瓜为什么和丰胸有关?

木瓜能丰胸的说法相信大家都听说过，而且对此坚信不疑。木瓜能丰胸是不是无稽之谈并没有定论，但它与丰胸的确是有联系的。

唐代，李隆基开创了开元盛世。当时，任平卢、范阳、河东节度使的安禄山深受玄宗的宠信，自由出入宫禁。安禄山因垂涎杨贵妃美貌，心存非分之想，所以甘愿认小他许多岁的杨贵妃为干娘。后来，安禄山越来越肆无忌惮，开始明目张胆地在宫中调戏贵妃。因安禄山手握重兵，玄宗只能睁一只眼闭一只眼。谁知安禄山得寸

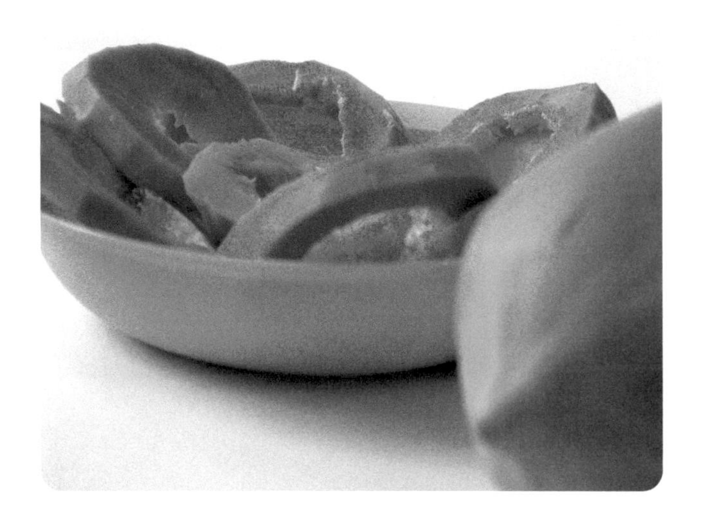

进尺，言行放纵，一日故意拿起贵妃寝宫中摆放的“金木瓜”，色咪咪地投向杨贵妃。木瓜正中贵妃乳房，乳房也因此顿时胀大。贵妃负疼怀羞，芳心欲醉。玄宗实在看不过去，便令安禄山回了范阳。念念不忘杨贵妃的安禄山心想：“这天下第一尤物，岂能让你李隆基一人独占。我如果得了李家天下，这杨贵妃就是我的了。”于是便联合史思明在范阳发兵，发起了历史上著名的“安史之乱”。这木瓜引起的战争成了唐朝由盛转衰的转折点。也是从那时起，木瓜与“丰乳”有了联系。

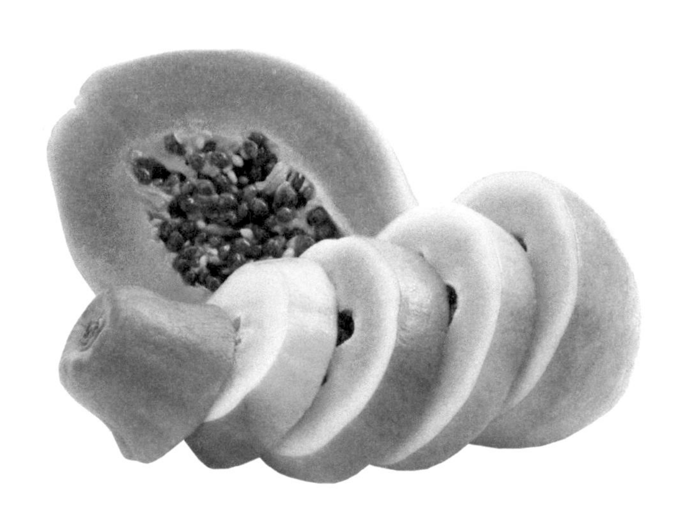

木瓜有哪些特殊功效？

[健脾消食]

木瓜中的木瓜蛋白酶，可将脂肪分解为脂肪酸；现代医学发现，木瓜中含有一种酵素，能消化蛋白质，有利于人体对食物进行消化和吸收，故有健脾消食之功。

[抗痨杀虫]

番木瓜碱和木瓜蛋白酶具有抗结核杆菌及寄生虫如绦虫、蛔虫、鞭虫、阿米巴原虫等作用，故可用于杀虫抗痨。

[通乳抗癌]

木瓜中的凝乳酶有通乳作用，番木瓜碱具有抗淋巴性白血病之功，故可用于通乳及治疗淋巴性白血病（血癌）。

[抗痉挛]

木瓜果肉中含有的番木瓜碱具有缓解痉挛疼痛的作用，对腓肠肌痉挛有明显的治疗作用。

[润肤美容]

木瓜性温、不寒不燥，可以使人体吸收的营养更加充分，让皮肤变得光洁柔嫩，减少皱纹，让面色更加红润。

[生津止渴]

夏天燥热的时候可以吃木瓜，既可以防暑、止咳，还可以补充人体的水分。

木瓜排骨汤

[材料]

排骨 500 克，木瓜半个，姜 2 片，盐适量。

[做法]

◆ 将木瓜洗净，去籽、切块；

◆ 排骨放进凉水里，烧开后去除血沫，冲洗干净待用；

◆ 煨罐倒入凉水，将排骨、木瓜、姜片一块入罐，大火烧开，转小火熬制 2 小时；

◆ 关火 10 分钟前加入盐即可。

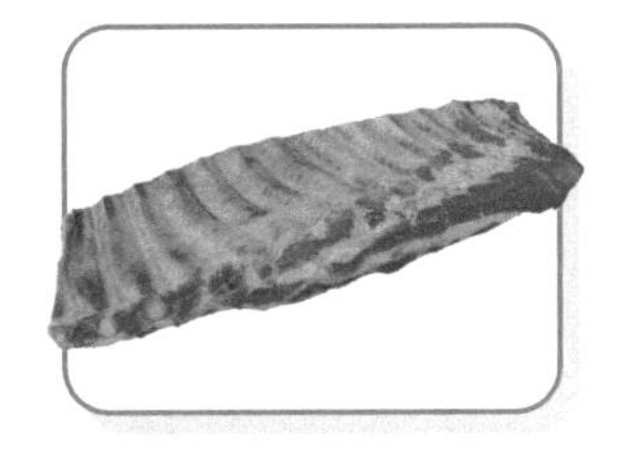

[功效]

排骨含蛋白质、脂肪、维生素和大量磷酸钙、骨胶原、骨黏蛋白等，可为幼儿和老人提供钙质。木瓜排骨汤有很高的营养价值，具有滋阴壮阳、益精补血的功效。

木瓜黑豆汤

[材料]

有机黑豆 50 克，雪莲、百合、黑枣皆适量，青木瓜半个，带皮甘蔗半斤 (切成段)。

[做法]

◆ 黑豆泡水 6 小时；雪莲、百合、黑枣泡水 30 分钟；

◆ 青木瓜削皮去籽，切成小丁块备用；甘蔗洗干净汆烫，再泡入水中清洗干净；

◆ 每段甘蔗切为 4 片，放入装水的锅中和黑豆一起煮 40 分钟；

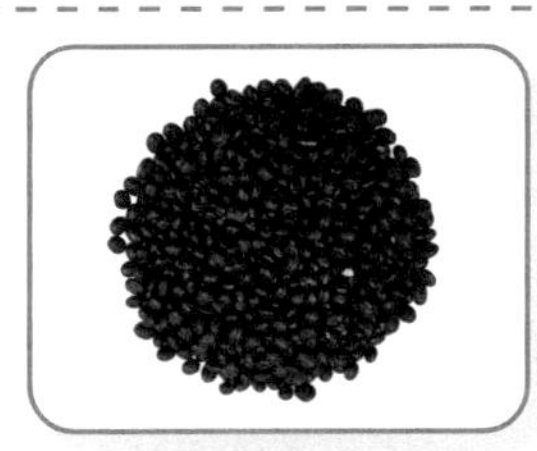

◆ 放入黑枣、雪莲、百合，再煮 30 分钟；

◆ 放入木瓜丁，煮 10 分钟即可。

[功效]

青木瓜可治胃疾、助消化；黑豆补肾滋阴；雪莲蛋白质丰富；百合润肺益气；黑枣、甘蔗用来取代天然糖分。熟龄美女饮用同样有效。

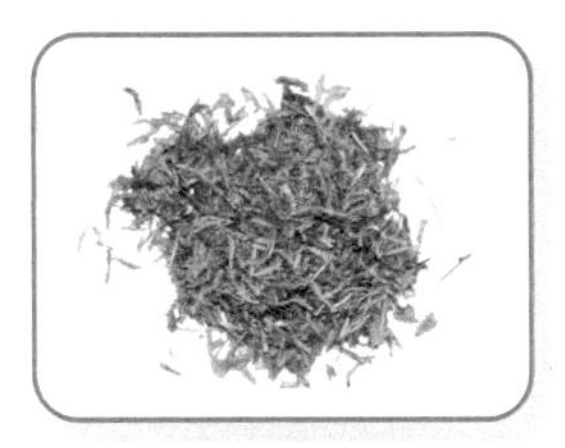
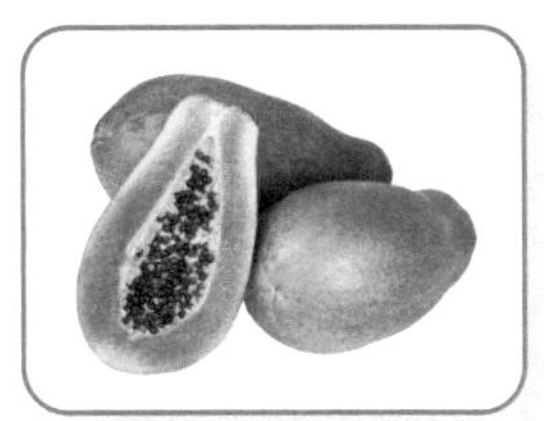
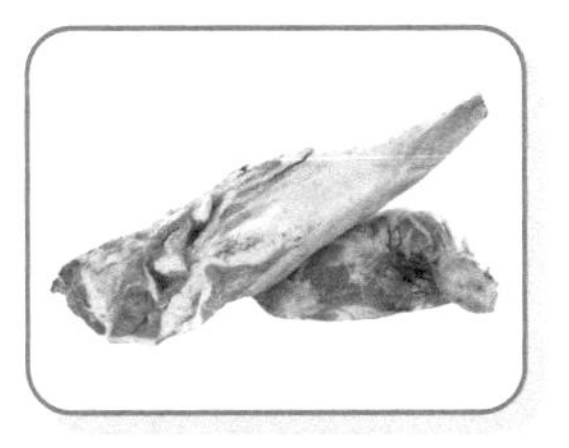

木瓜羊肉煲

[材料]

木瓜 30 克，伸筋草 15 克，羊肉 250 克，盐 5 克，味精 2 克，胡椒粉 3 克。

[做法]

◆ 木瓜、伸筋草洗净，加水后放入羊肉共煮；

◆ 待羊肉煮熟后，加盐、味精和胡椒粉调味即可。

[功效]

强筋健骨，活血通络。

木瓜米酒

[材料]

木瓜 250 克，米酒或低度白酒 1000 克。

[做法]

◆ 将木瓜切片后放入米酒或低度白酒中，浸泡两周后启用。每次饮用 15 毫升，每日 2 次，连服 2 周。

[功效]

对肾虚、阳举不坚和早泄有一定的治疗作用。

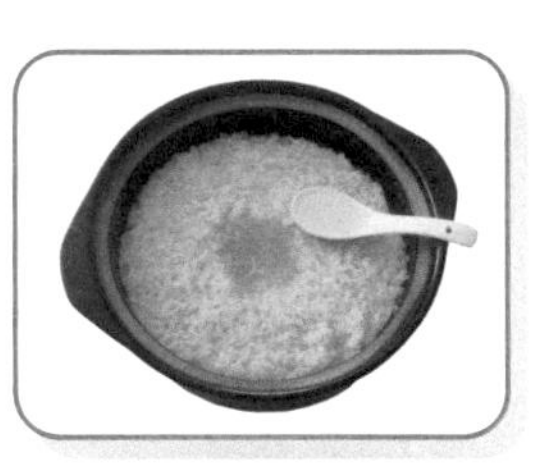
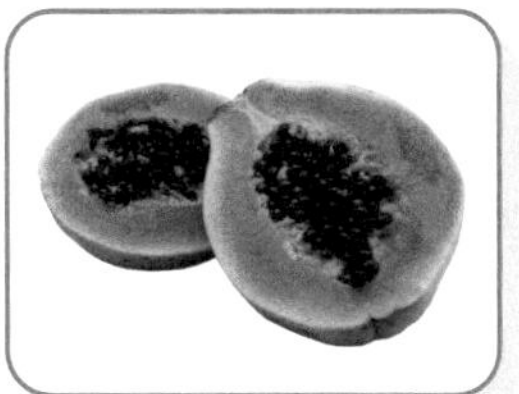

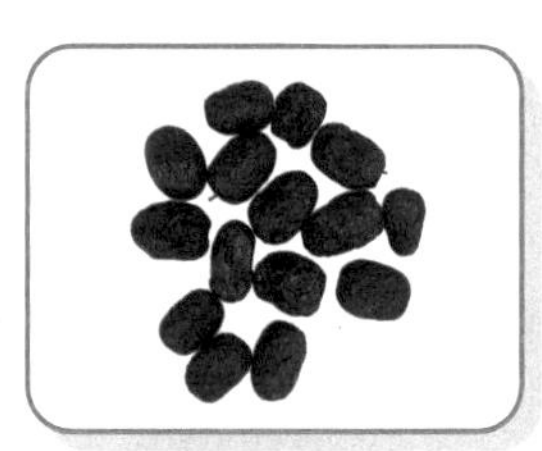

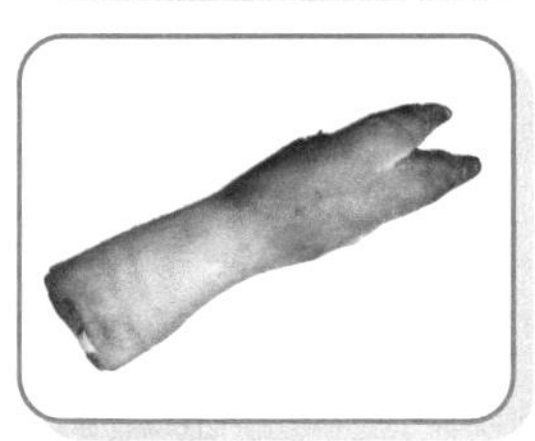

木瓜炖猪蹄

[材料]

木瓜 1 个，红枣适量，猪蹄 1 只，盐、小葱、姜片适量。

[做法]

◆ 红枣洗净备用；木瓜去皮和籽，切大块；猪蹄焯水后洗干净备用；

◆ 砂锅内放水，将猪蹄和红枣、姜片、小葱一起放进去，大火煮开，如有浮沫，用汤勺将浮沫撇去；

◆ 小火慢慢煲 1 个半小时左右，加木瓜，再炖 30 分钟左右，关火前 5 分钟加盐即可。

[功效]

补气养血，美容除皱。尤其适合女性，民间还用于妇女产后阴血不足、乳汁缺少。

芥蓝炒木瓜

[材料]

芥蓝、木瓜各 200 克，银耳、黑木耳各 100 克，白糖适量。

[做法]

◆ 将洗净的木瓜去皮、切条；芥蓝洗净切段；银耳和黑木耳洗净并浸泡；

◆ 热锅下油，放入木瓜、芥蓝、银耳和黑木耳翻炒，最后加入白糖调味直至炒熟。

[功效]

提神健脑。

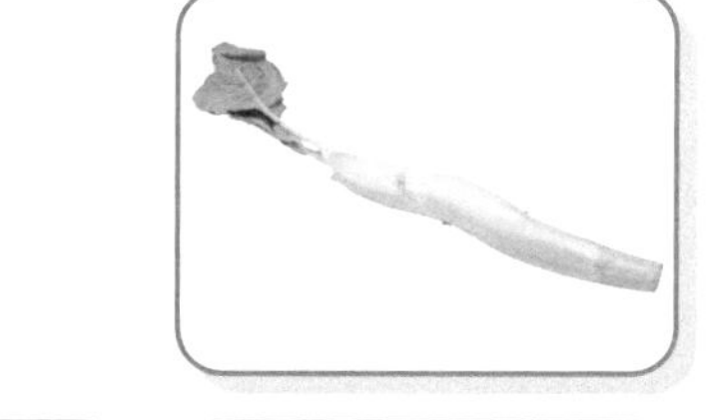

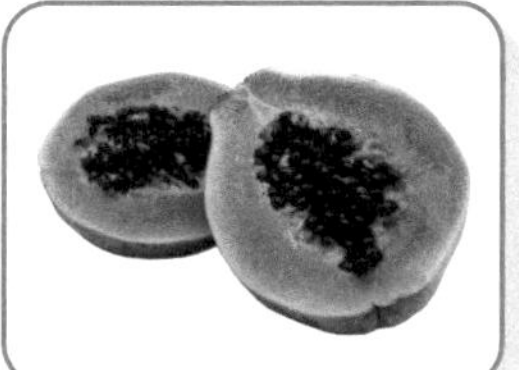

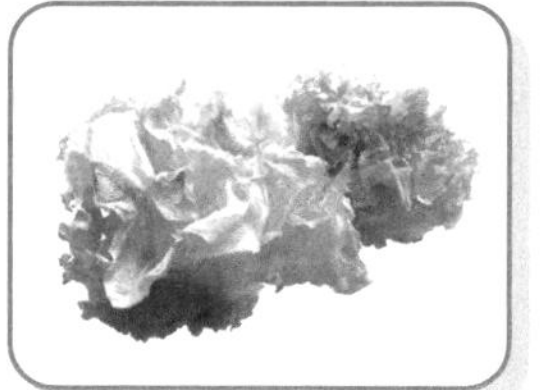

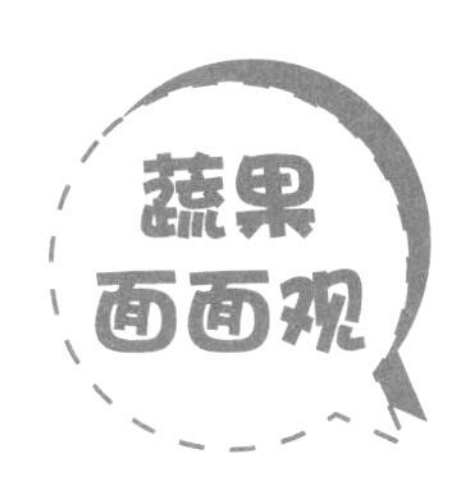

选购窍门 / 挑好水果还得先看后摸

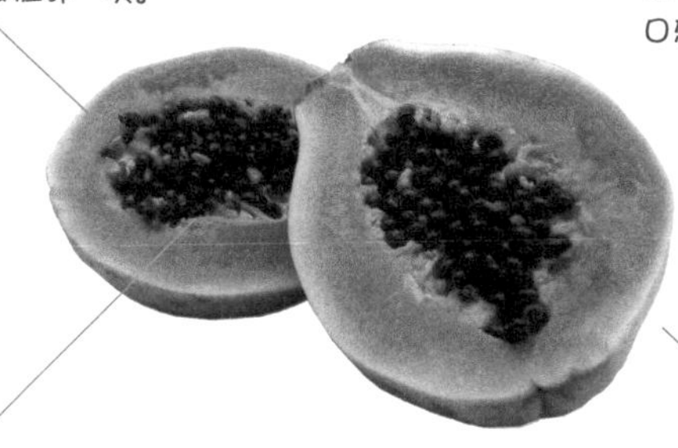

肚大肉厚

瓜肚大证明木瓜肉厚，因为木瓜最好吃的就是瓜肚那一块。

有重量感

手感轻的木瓜一般果肉比较甘甜，而手感沉的一般还未完全成熟，口感可能会有些苦。

瓜蒂新鲜

你可以根据瓜蒂的情况来推断瓜是否新鲜。如果是刚摘下来的木瓜，瓜蒂还会流出像牛奶一样的液汁，而不新鲜的瓜则会发苦。

光滑洁净

皮要光滑，颜色绿中带黄，不能有色斑和摔、碰的痕迹。表皮不能太松，木瓜肉一定要结实。

保存妙招 / 水果还得吃新鲜的

保存方法因瓜的成熟度不同而有所区别

1. 成熟度在六成以上：建议尽快食用，如果吃不完就煮糖水或煲骨头汤放冰箱，可放 3 天；

2. 成熟度在五成以下：用保鲜袋套好，在冰箱也可放 3 天。此外也可以刨成片或丝，然后放一些糖醋做成酸料保存，慢慢吃。

搭配宜忌 / 吃得好，不如搭得好

宜：我和这些食物能“和睦相处”

木瓜＋肉类：木瓜蛋白酶是最好的蛋白质分解酶，可以帮助人体分解肉类蛋白质，助消化，而且味道鲜美，营养全面。

木瓜＋蘑菇（香菇）：可起到降脂降压的效果。

木瓜＋玉米笋：对慢性肾炎、冠心病和糖尿病有防治功效。

木瓜＋凤尾菇：适合肥胖症患者食用。

木瓜＋带鱼（鲫鱼）：可起到增强营养、补虚、通乳的功效，适合体弱、消化不良的人食用。

木瓜＋牛奶：二者都含有丰富的蛋白质、维生素A、维生素C及矿物质，搭配使用，补益效果更佳。

木瓜＋莲子：莲子很适合高血压、冠心病患者食用，有养心安神、健脾止泻的功效；对治疗产后虚弱、失眠、多梦也有一定的效果。二者搭配，功效加强，是高血压、冠心病患者的理想药膳。

忌：我和这些食物“势不两立”

木瓜＋南瓜：南瓜含有维生素C分解酶，会分解、破坏木瓜中的维生素C，降低其营养价值。

木瓜＋虾：可出现腹痛和头晕症状，易生成对人体有害的元素。

木瓜＋胡萝卜：会破坏营养元素维生素C。

木瓜＋韭菜：木瓜、韭菜性温热，同食易上火。

木瓜＋油炸食物：会引起肠胃不适，并可能导致腹泻、呕吐。

木瓜＋动物肝脏：动物肝脏中含有铜，可氧化木瓜中的维生素C，从而降低其营养价值。

木瓜蛋白酶不丰胸

木瓜能丰胸几乎成了人们的共识，可这完全是一大误区。上海长江医院王丽云主任指出，乳腺是雌激素的靶器官，因此，吃含有雌激素的食物，或者涂抹含有雌激素的丰胸用品，都会让乳房增大。而木瓜中含有的木瓜酶，不仅可分解蛋白质、糖类，更可分解脂肪，这意味着木瓜不仅不能丰胸，反而有减肥瘦身效果。众所周知，乳房的大小和脂肪有很大关系。所以，经常吃木瓜只可能缩小乳房，而不会增大乳房。

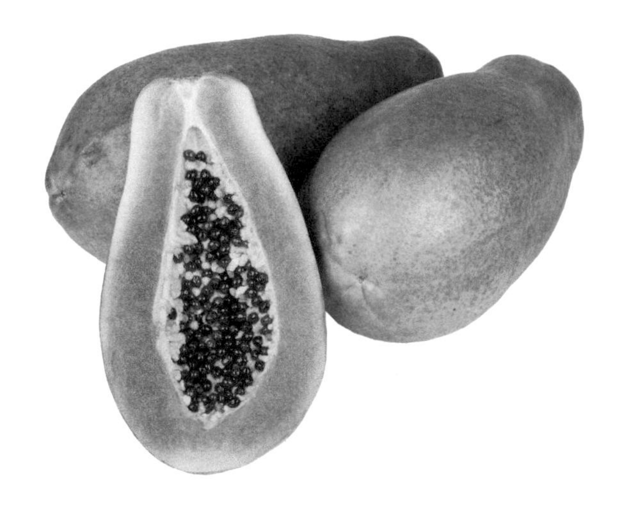

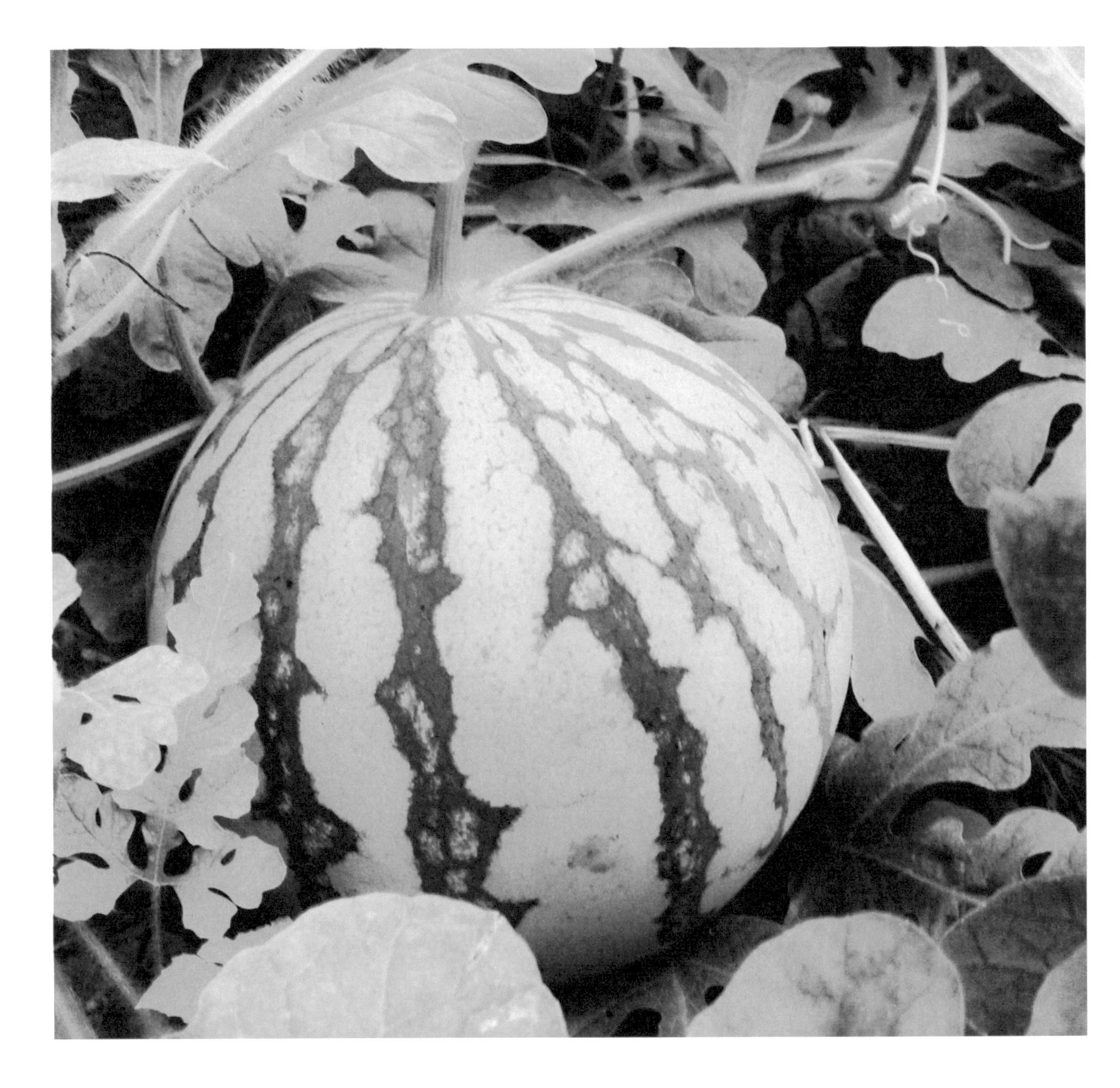

7
西瓜
吃我治疗肾炎

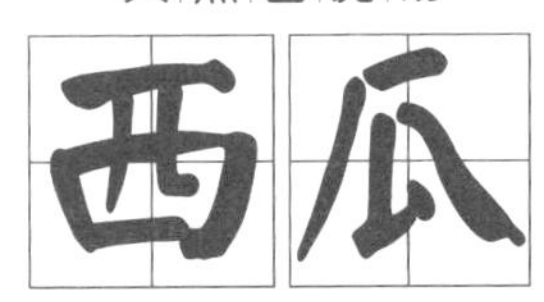

“西瓜又叫水瓜、寒瓜、夏瓜，堪称‘瓜中之王’，因在汉代从西域引入，故称为西瓜。夏天是各种瓜果、饮料交相争宠的季节，而许多人却只对西瓜情有独钟。不仅如此，西瓜皮绿瓤红、甜汁四溢，也博得了历代文人墨客的交口赞美。如明代瞿佑的《红瓤瓜》诗中写道：‘采得青门绿玉房，巧将猩血沁中央。结成晞日三危露，泻出流霞九酿浆。’

俗话说：‘赤日炎炎似火烧，狂啖西瓜仙欲飘。’西瓜鲜食味甜而香、皮薄汁多、风味绝佳，口干舌燥之际，狂啖一品，自然顿觉舌底生津、齿颊溢香。”

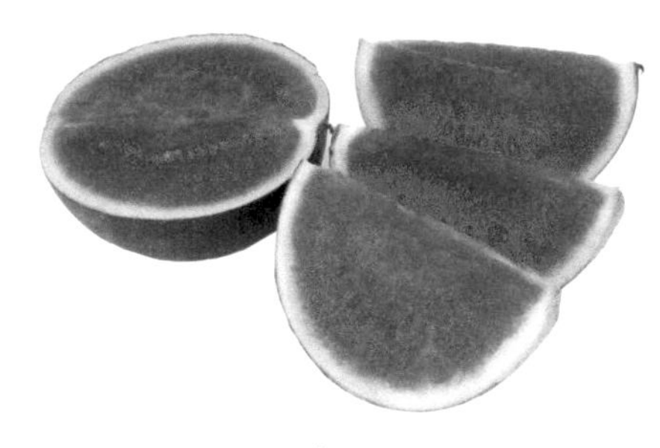

我是西瓜，当然，你也可以叫我“天然伟哥”。有人说，三个我就可以抵得上一颗“伟哥”了，这说法虽然有点夸张，但我体内大量的瓜氨酸的确具有与“伟哥”类似的药理作用，瓜氨酸进入人体后同样可增加流入阴茎海绵体内的血液量，并且促进血管内释放出一氧化氮。所以，男人想要更强，我可以帮忙哦。当然，如果你肠胃不好，那最好还是和我保持距离！

最近，听说番茄红素可增加男子的精子数量，提升精子活力，对某些不育症有一定的疗效。如果是这样，想要生育的男性朋友就要“讨好”我了。因为我体内的番茄红素含量远高于番茄。你们可以在享受美味的同时不知不觉地提升自己的精子质量，何乐而不为呢？

另外，我的利尿功能相当强。炎炎夏日，每天喝一杯我的汁水，对于肾炎尿少、各种妇科炎症有很好的疗效，也有助于尿路感染患者的康复。

西瓜名字的由来

传说嫦娥仙子在王母娘娘举办的蟠桃会上得到一瓤仙瓜，准备带回月宫去和吴刚、玉兔一起分享品尝。当她经过东海边的九龙山时，从云端看下去，只见一个老农渴得在舀田沟里的泥水喝。嫦娥仙子立即化作一位白发婆婆上前拦住，劝说老农田沟里的泥水喝不得，并把这瓤仙瓜送给老农解渴。吃了仙瓜的老农顿时觉得十分解渴，而且神清气爽，忙问这是什么。嫦娥仙子告诉老农："这是王母娘娘从西天佛国带回来的仙瓜，你把这瓜籽留着，明年种到田里，伏天又可以吃到仙瓜，不用再舀田沟里的泥水喝了。"老农忙问婆婆如何称呼，住在哪里，希望等他种瓜成功后答谢老婆婆。嫦娥仙子笑着说："家住高楼悬空挂，初一勿见面，十五大团圆。"还没等老农反应过来，婆婆早已飘然而去。

第二年，老农种瓜成功，可是他却找不到那位婆婆了。后来有人说道："'家住高楼悬空挂，初一勿见面，十五大团圆'，这应该是月亮，而那位婆婆应该是嫦娥仙子的化身。"老农听后觉得有道理，为了报答嫦娥仙子送瓜的恩德，就挑了一只最大最好的瓜，留到八月中秋佳节晚上设供，请嫦娥仙子下凡与大家一起品尝。所以，至今还有人拿西瓜作为中秋赏月的供品。而这仙瓜也因为是王母娘娘从西天佛国带来的而被称为了"西瓜"。

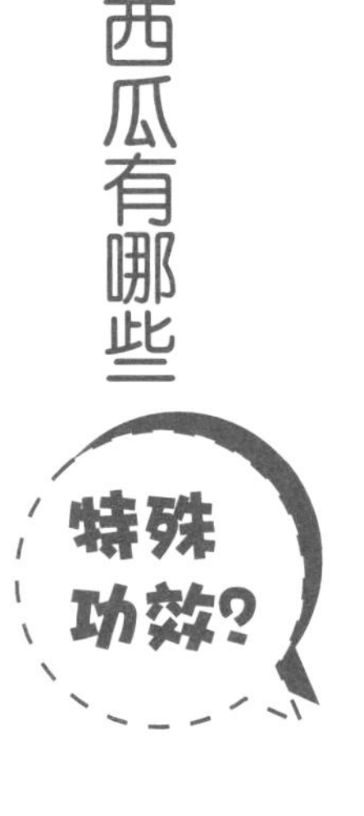

[清热解暑]

西瓜含有大量水分、多种氨基酸和糖，可有效防止人体因水分散失而中暑。同时，西瓜还能利小便，排出体内多余的热量，从而实现清热解暑的目的。

[补充营养]

西瓜是所有瓜果中果汁含量最为丰富的，其果汁几乎包含了人体所需的所有营养成分。

[美容、抗衰老]

西瓜汁犹如人体的“清道夫”，能排除体内代谢产物，清洁肾脏及输尿管道，同时还可激活机体细胞，达到美容及延缓衰老的功效。

[排毒、减肥]

西瓜中含有人体所需的各种维生素及蛋白质，唯一不含的是胆固醇和脂肪，以西瓜来代替饭可以减肥，但一定要适可而止，毕竟营养需要均衡搭配。西瓜所含糖分虽然很高，但只是单糖，不会增重。

[帮助蛋白质的吸收]

西瓜汁中含有蛋白酶，可将不溶性蛋白质转化为水溶性蛋白质，以帮助人体对蛋白质的吸收。

[利尿降压、治疗肾炎]

西瓜中瓜氨酸和精氨酸能增进肝中尿素的形成，从而利尿，西瓜的配糖体也具有利尿降压的作用。西瓜还含有少量盐类，对肾炎有特殊的治疗效果。

[预防疾病]

西瓜皮营养十分丰富，含葡萄糖、苹果酸、枸杞碱、果糖、蔗糖酶、蛋白氨基酸、西瓜氨基酸、番茄素及丰富的维生素 C 等，有消炎降压、促进新陈代谢、减少胆固醇沉积、软化及扩张血管、抗坏血病等功效，能提高人体抗病能力，预防心血管系统疾病的发生。

[治疗咽喉及口腔炎症]

以西瓜为原料制成的西瓜霜有消炎退肿之效，吹敷患处，可治咽喉肿痛、口舌生疮等病。

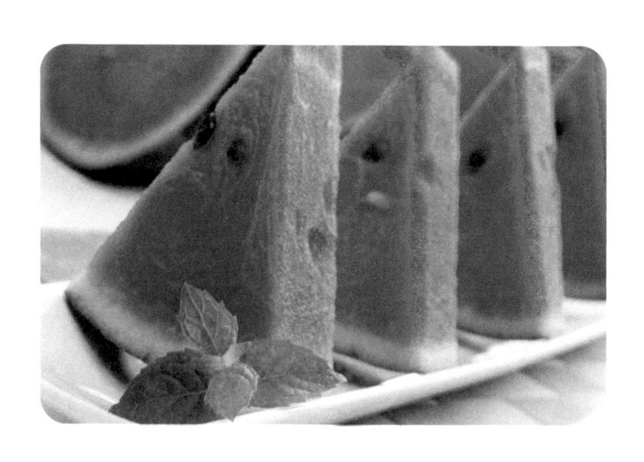

鲜西瓜汁

[材料]

鲜西瓜 1000 克。

[做法]

◆ 将鲜西瓜去皮及瓜籽，捣汁服用。每日 2 次。

[功效]

清热解暑，除烦止呕，利大小便。适用于热病烦渴、中暑头晕、干渴作呕、小便不利、尿道感染及大便干燥等病症。

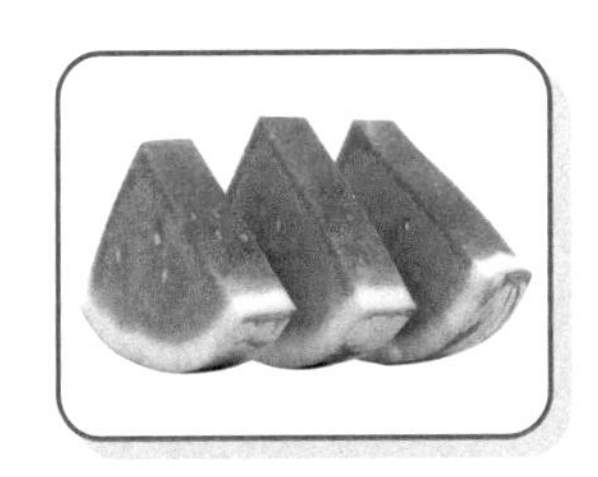

凉拌西瓜丝

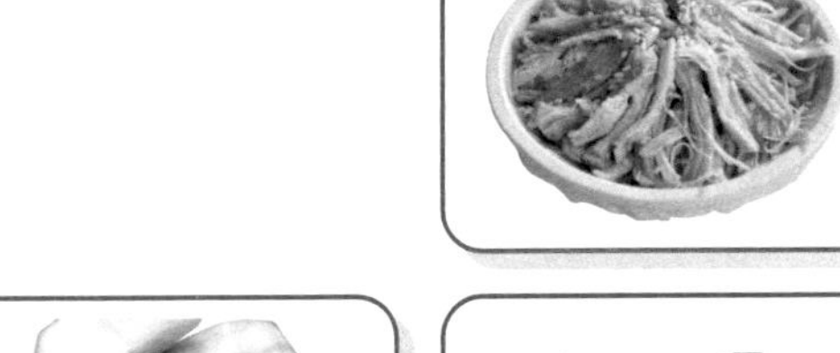

[材料]

西瓜皮 250 克，鸡丝、猪肉丝适量。

[做法]

◆ 将西瓜皮切成丝，开水焯后捞出；

◆ 加入烧熟的鸡丝和猪肉丝，按照个人口味加入调料，拌匀即可食用。

[功效]

壮阳。

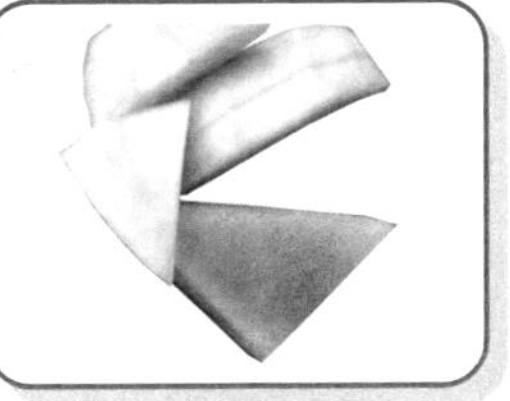

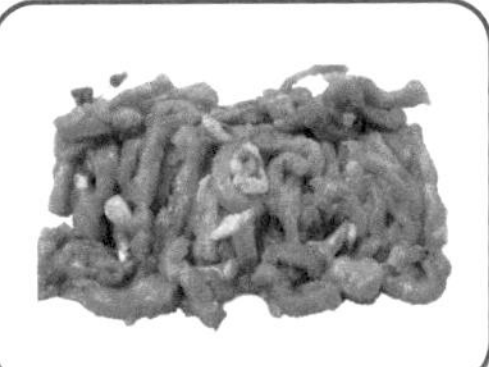

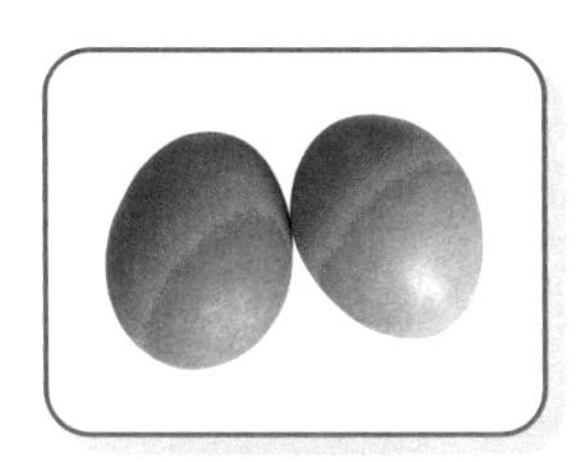

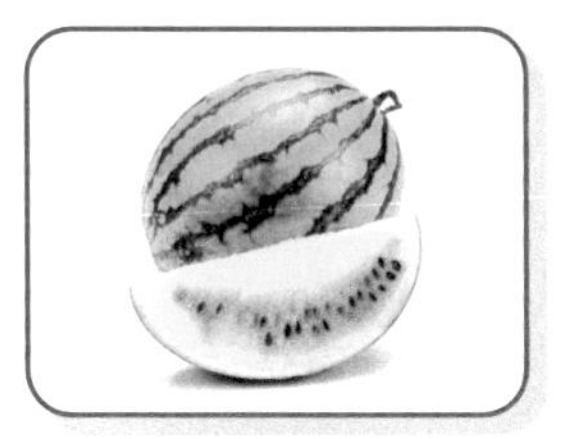

西瓜炒蛋

[材料]

西瓜瓤 500 克（黄色最佳），鸡蛋 5 个，素油 100 毫升，精盐适量。

[做法]

◆ 将鸡蛋打入碗内；

◆ 西瓜瓤切成丁，用干净纱布包裹，挤去部分水分，然后放进盛有鸡蛋的碗内，加入精盐调匀备用；

◆ 炒锅放火上，倒入素油并烧热，放入调好的鸡蛋瓜丁糊，炒熟即成。

[功效]

滋阴润燥，清咽开音，养胃生津。适宜于阴虚内燥、肺虚久咳、咽痛失音、热病烦躁、胃燥口干、小便短赤及高血压病、糖尿病患者食用。

瓜皮赤豆茶

[材料]

新鲜西瓜翠衣、新鲜冬瓜皮各 50 克，赤小豆 30 克。

[做法]

◆ 将以上材料洗净，同置瓦罐中，加水 500 毫升，以小火煎 20 分钟，滤出汤汁，当茶饮用。连服 10 天。

[功效]

利水消肿，适宜肾炎及心功能不全所致的水肿患者饮用。

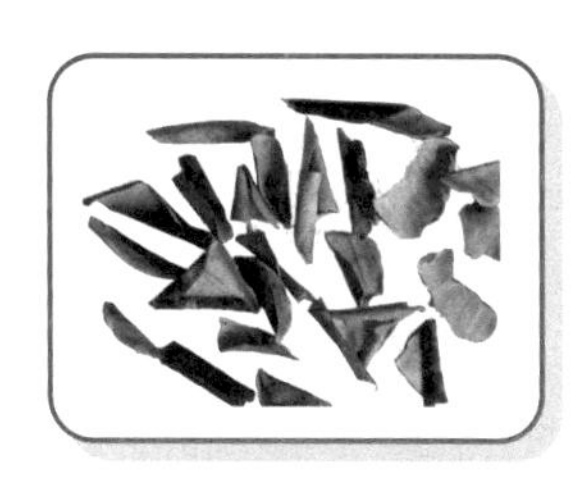

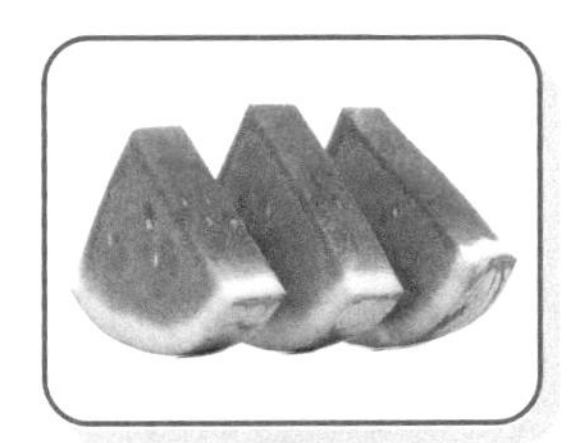

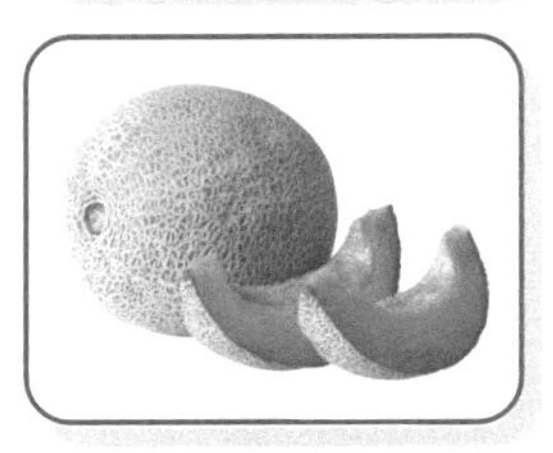

西瓜甜羹

[材料]

无籽西瓜瓤 200 克，哈密瓜瓤 150 克，白糖、糖桂花、水淀粉各适量。

[做法]

◆ 将无籽西瓜瓤、哈密瓜瓤切成 1 厘米见方的丁；

◆ 锅置火上，放入西瓜丁、哈密瓜丁、清水、白糖，大火烧沸后用水淀粉勾芡，加入少量糖桂花，起锅倒入碗中即可。

[功效]

清热祛暑，生津止渴，利尿消肿，适合热性体质和夏季保健者食用。

慈禧西瓜盅

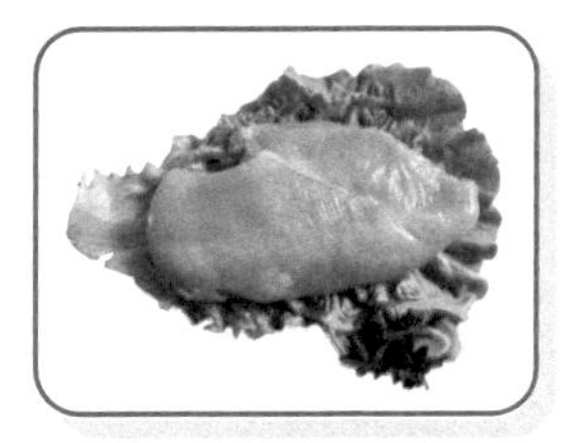

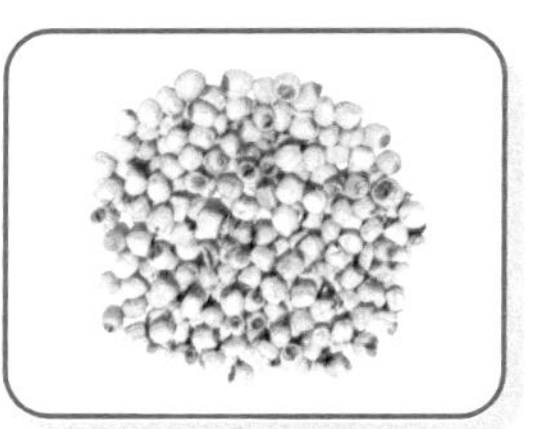

[材料]

莲子 30 克，核桃仁 30 克，黑枣 30 克，500 克左右的西瓜 1 个，火腿 50 克，薏苡仁 20 克，鸡胸肉 60 克，冰糖适量。

[做法]

◆ 莲子、薏苡仁前一晚先泡水，浸软；火腿切薄片；鸡胸肉切小块；

◆ 将西瓜洗净，从上端 1/3 处切下，挖出瓜肉，装入火腿、莲子、薏苡仁、黑枣、鸡胸肉、核桃仁、冰糖，加水少许；

◆ 盖上切下的西瓜盖，置蒸盆内蒸 1 小时即可。

[功效]

莲子能益肾、养心、补脾、涩肠；核桃仁补肾益精，薏苡仁祛湿。诸药加入鸡肉、冰糖于西瓜盅内烹食，有补肾益精、健脾利水的功效，适用于肾虚、阳痿、水肿等症。

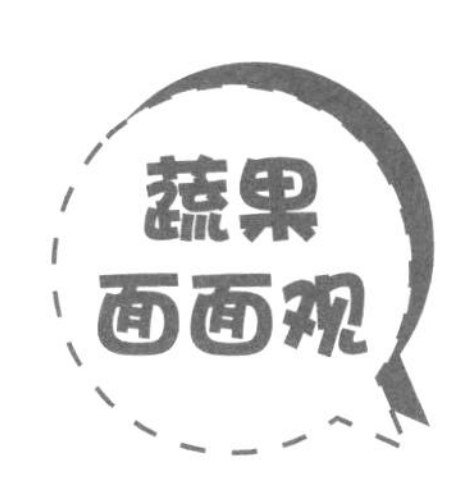

选购窍门 / 挑好水果还得先看后摸

重量偏轻

生瓜含水分多，瓜身较重；成熟的瓜，因瓜肉细脆、组织松弛，所以体重比生瓜相对轻一些。

声音"嘭嘭"

如果声音刚而脆，像是敲击木板那种"咚咚"或"得得"的声音就是尚未成熟的西瓜；倘若声音疲而浊，敲起来发出"嘭嘭"的响声，就是成熟的好瓜。

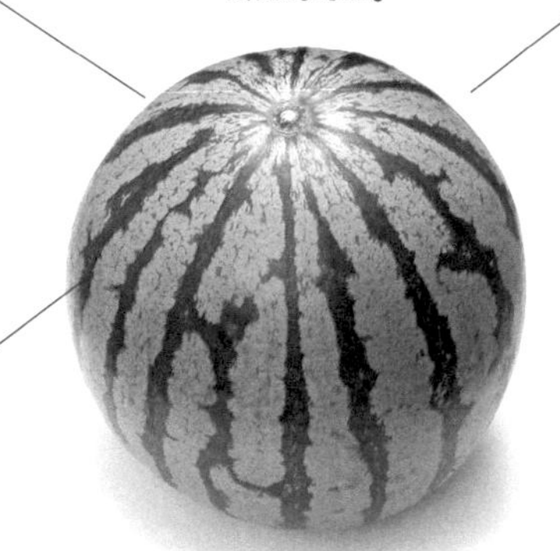

瓜形端正

瓜皮坚硬饱满，花纹清晰，表皮稍有凹凸不平的波浪纹；瓜蒂、瓜脐收得紧密，略为缩入，靠地面的瓜皮颜色变黄，就是成熟的标志。

保存妙招 / 水果还得吃新鲜的

最好一次性吃完

切开的西瓜吃不完，用保鲜膜完全包好放进冰箱冷藏，可以保存 3 天左右。但冰箱毕竟不是"万能保险箱"，覆膜的西瓜即使放冰箱也容易滋生细菌，所以建议西瓜买稍小一点，可以一次性吃完。

对于完整未切开的西瓜，就用保鲜膜将其整个密封住，放在阴凉通风的房间里即可，一般可保存 15 天左右。

搭配宜忌 / 吃得好，不如搭得好

宜：我和这些食物能“和睦相处”

西瓜 + 番茄：绞汁同服，可补充维生素 C，具有清热生津、美白润肤的功效。

西瓜 + 鸡蛋：滋阴润燥、清咽开音、养胃生津的作用，适用于阴虚内燥、肺虚久咳、胃燥口干、小便短赤及高血压患者。

西瓜 + 大蒜：对慢性肾炎浮肿和肝硬化腹水有较好的疗效。

西瓜 + 冰糖：帮助排泄，对吐血和便血有一定的疗效。

西瓜 + 薄荷：西瓜有清热解暑、除烦止渴、通利小便等功效。配合薄荷食用，能改善不良情绪。

西瓜 + 绿茶：可起到醒脑、提神、镇静之功效。

西瓜 + 紫苏：西瓜可缓解暑热烦渴、热盛伤津等症；紫苏也有清热解毒之功效。二者共食，疗效更佳。

西瓜 + 冬瓜：二者均有清热解暑、利尿消肿的功效，同食可使效果增强。

忌：我和这些食物“势不两立”

西瓜 + 羊肉：不仅大大降低了羊肉的温补作用，且有损脾胃，对于阳虚或脾虚患者来说则极易引起脾胃功能失调。

西瓜 + 柚子：易使人呕吐。

西瓜 + 鱼肉：不利于人体对锌元素的有效吸收和利用，对身体健康无益。

西瓜 + 蜂蜜：会影响身体对于营养素的吸收。

西瓜 + 白酒：易导致营养流失。

西瓜 + 山竹：会造成身体不适。

西瓜 + 虾：易出现腹痛、腹泻、恶心、呕吐、头晕等不适症状。

肾不好，吃西瓜要适量

西瓜用于民俗治病和食疗保健的古今资料甚丰。《松漠记闻》云：“有人苦於目病，令以西瓜切片曝乾，日日服之，遂愈，由其性冷降火故也。”《随息居饮食谱》云：“食瓜腹胀者，以冬腌菜瀹汤饮即消。目赤口疮用西瓜肉曝乾腌食之；唇内生疮用西瓜皮烧研噙之；食瓜过多成病用瓜皮煎汤解之；口腔炎用西瓜皮晒乾，炒焦，加冰片少许同研末，用蜂蜜调涂患处。”

西瓜虽好，但上海长江医院特约专家、原中国福利会国际妇幼保健院副院长程怀瑾教授提醒广大男性朋友，肾不好者不宜多食西瓜，以免加重肾脏的负担，使病情加重。

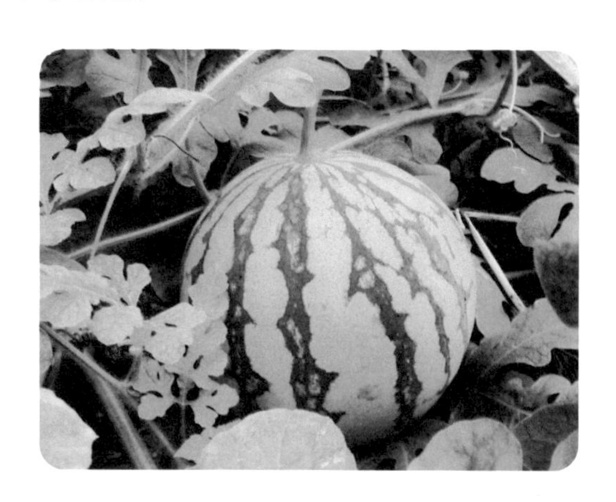

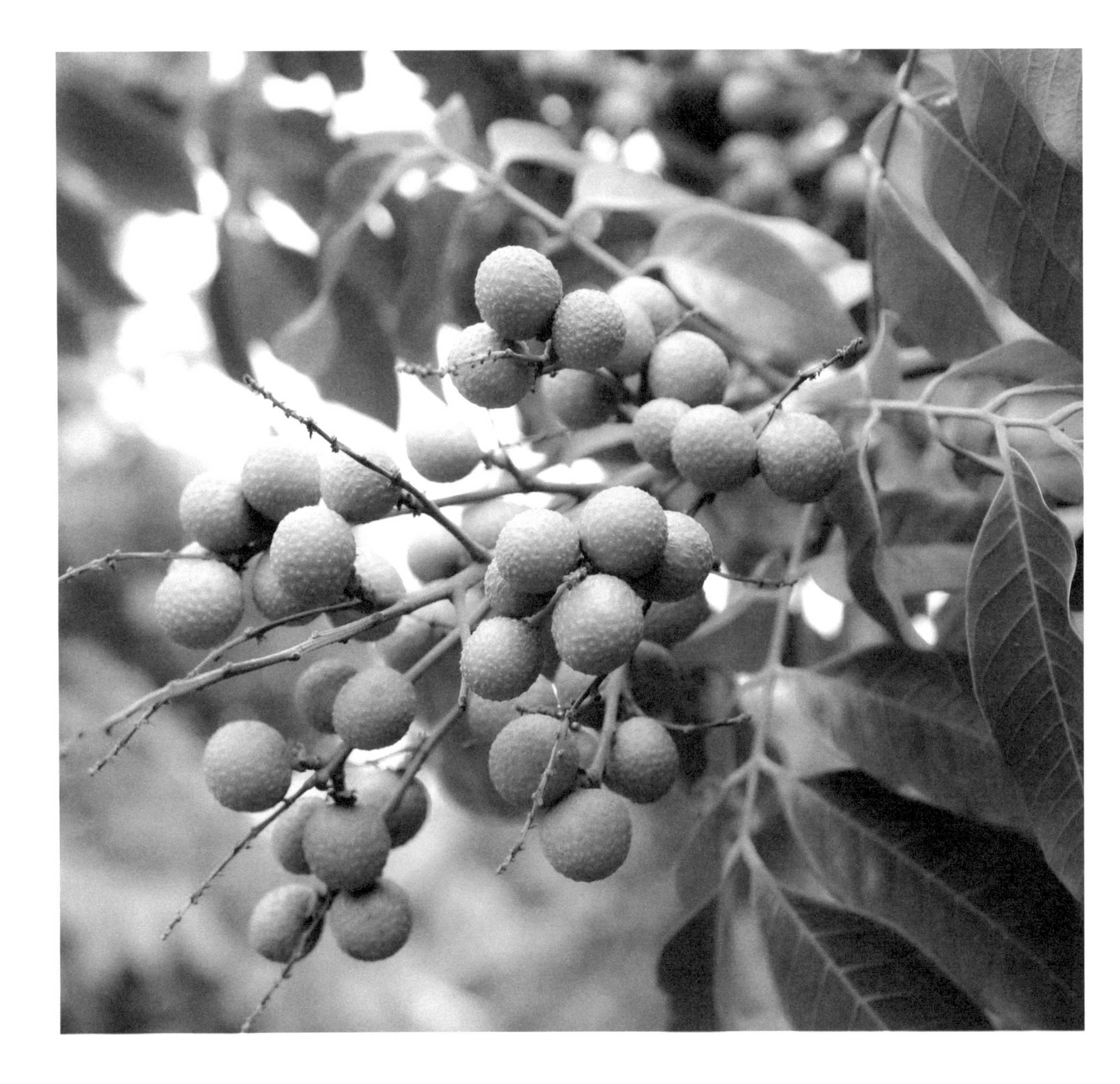

8
桂圆
吃我养血安胎

果中之王

桂圆

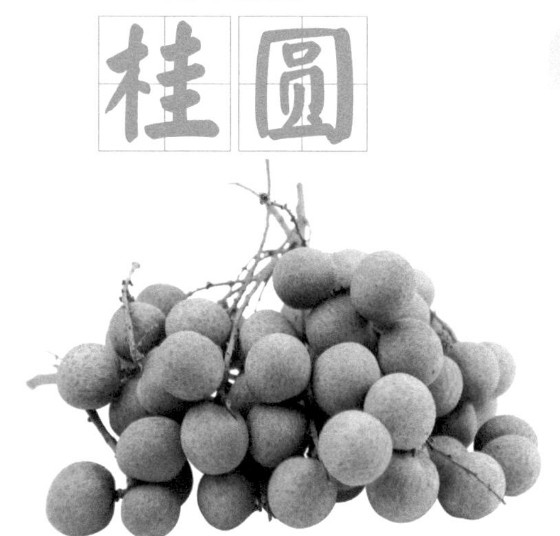

桂圆，又称荔枝奴、亚荔枝、燕卵，益智、骊珠等，因其种子圆黑有光泽，种脐突起呈白色，看似传说中‘龙’的眼睛，所以又得名为‘龙眼’。轻轻地剥开桂圆的皮，一股桂圆独特的香味扑鼻而来，在晶莹圆润的果肉里嵌着棕黑色的核。咬一口，那汁多甜蜜的果肉顿时给你的舌头一阵美妙的享受。桂圆的甘甜，实为其他果品所不及。

说 我是生殖疾病的克星一点都不为过，因为我的确有那么一点“小本事”。

对生殖健康知识了解过或感兴趣的人都知道，在很多治疗生殖健康疾病如男性的阳痿、无精子症、不射精症等，以及女性的闭经、月经不调等疾病的食疗方子中都会有我的影子。可见，我和生殖健康的关系匪浅。正如《名义别录》所记载的，我有滋补强体、补心安神、养血壮阳、益脾开胃的功效。男人如果能长期吃，可改善性功能、提高性欲等。

因为女性很容易阴虚，从而导致一系列的问题出现，比如怕冷、疲劳、肾虚等，而我就有滋阴补肾的功效。另外，对于女性产后以及术后失血过多，我也是最好的滋补品。

桂圆和龙眼名字的由来

如果说桂圆是因为其长得像龙的眼睛才被叫作“龙眼”,那么“桂圆”的名字又是从何而来?

很早以前，在福建一带有条恶龙，每逢八月海水大潮就兴风作浪，毁坏庄稼，糟蹋房屋，人畜被害不计其数。周围的百姓对它恨之入骨但又无可奈何，只好逃离家园，在石洞里躲起来。

当地有一个武艺高强的少年，名叫桂圆。他看到恶龙兴风作浪，决心为民除害,与恶龙搏斗一番。到了八月,大潮来了,他就准备好酒、猪肉、羊肉，把它们合在一起。恶龙上岸以后，看到这些吃的馋得口水直往下淌，几口就吃光了。因为这些猪羊肉是用大量的酒泡过的，所以恶龙没走多远，就醉倒在地上不动了。这时，桂圆举起钢刀，朝龙的左眼刺去，龙眼被刺了出来，恶龙痛得来回翻滚。正要逃跑时，桂圆揪住龙角，骑在龙身上，当恶龙极力想摆脱桂圆时，桂圆用钢刀刺向恶龙的右眼，恶龙失去双眼，痛得嗷嗷大叫。经过一番搏斗，恶龙因流血过多死去。可是，桂圆由于在搏斗中负伤过重，也死了。

不久，在这个地方长出了一种果品，人们为了纪念桂圆，故称之为“桂圆”，也叫“龙眼”。

桂圆有哪些特殊功效?

[安神定志]

桂圆含有大量的铁、钾等元素，能促进血红蛋白的再生，以治疗因贫血造成的心悸、心慌、失眠、健忘等症状。桂圆中所含的烟酸，可治疗因烟酸缺乏造成的皮炎、腹泻、痴呆，甚至精神失常等病症。

[养血安胎]

桂圆中所含的铁及维生素较多，可减轻宫缩及子宫下垂感，对于加速代谢的孕妇及胎儿的发育有利，具有安胎作用。

[益气补血、增强记忆]

桂圆中含有丰富的铁、葡萄糖、蔗糖及蛋白质等，可在提高热能、补充营养的同时，促进血红蛋白再生以补血。经研究发现，桂圆肉对脑细胞特别有益，具有增强记忆、消除疲劳的功效。

[降脂护心、延缓衰老]

桂圆肉对与衰老过程有密切关系的单胺氧化酶有较强的抑制作用，可降低血脂，增加冠状动脉血流量，具有降脂护心、延缓衰老的作用。

[抗癌]

曾有实验证明，桂圆肉可以防止某种肿瘤，抑制癌细胞的产生。

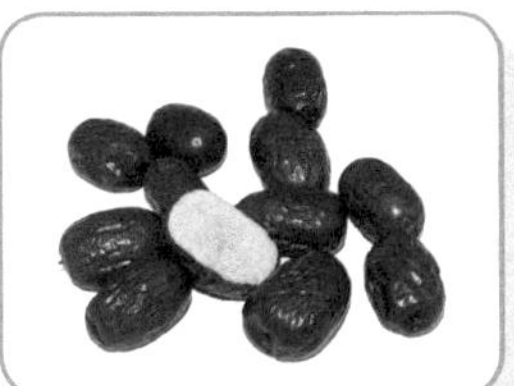

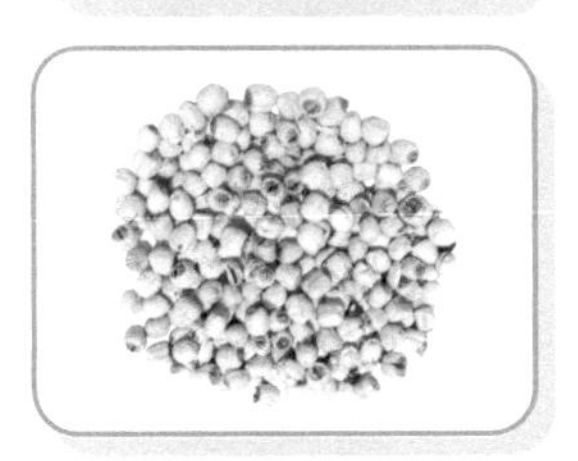

桂圆红枣莲子粥

[材料]

桂圆肉30克，红枣30克，新鲜莲子15克，核桃15克，芡实9克，糯米150克。

[做法]

◆ 将洗净的糯米、红枣、莲子、芡实、核桃同时入锅，加水1000毫升，大火烧开后改用小火熬煮；

◆ 待粥半熟时加入桂圆肉搅匀，继续煮至粥成。

[功效]

桂圆肉益心脾，补气血，适用于心悸、健忘、失眠、贫血、体虚乏力等症。桂圆红枣莲子粥可补心养血、涩肠固精，适用于阳痿、遗精等症的辅助治疗。

栗子桂圆粥

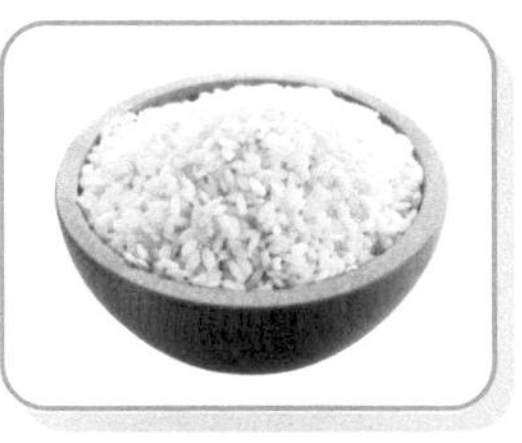

[材料]

去壳栗子10个，桂圆肉15克，粳米50克，白糖少许。

[做法]

◆ 先将栗子切成小块，与米同煮成粥，等粥快要好时放入桂圆肉，食用时加入白糖少许。

[功效]

能补心肾，安神态，用于心肾亏虚、心神不宁、肾气逆乱引起的不射精症。

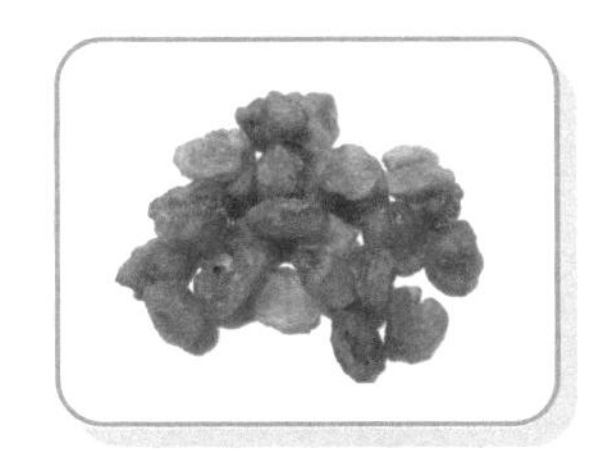

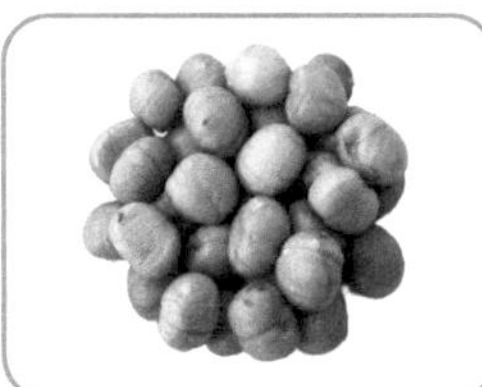

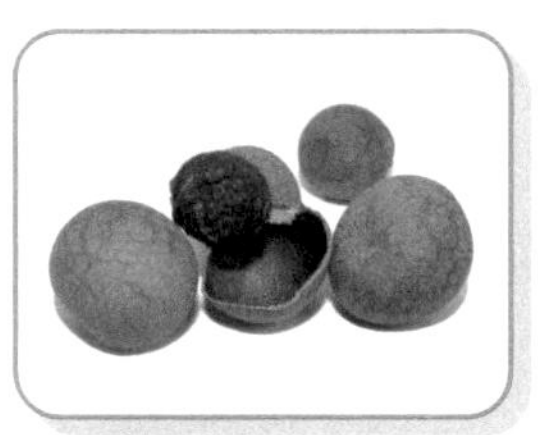

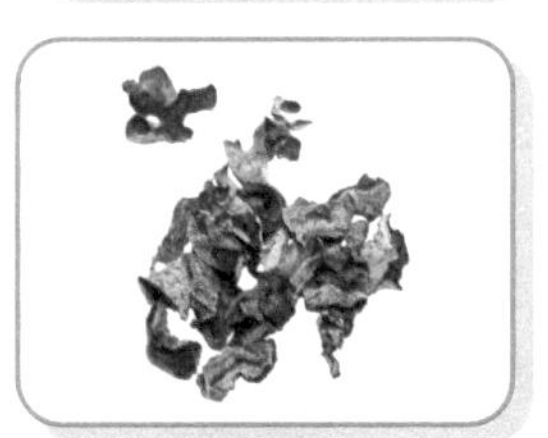

桂圆木耳汤

[材料]

桂圆干 10 粒，黑木耳（干）15 克，红枣 10 枚，褐色冰糖 15 克。

[做法]

◆ 将桂圆干去壳；洗净的黑木耳浸泡在水中约 4 个小时；红枣洗净去核，切成两半；

◆ 锅中加水烧热，将桂圆干、黑木耳、红枣放入锅中，煮约 30 分钟即可。

[功效]

适用于掉发、妇女白带增多者。温热食用效果更佳。

桂圆酒

[材料]

桂圆肉 250 克，白酒 1000 克。

[做法]

◆ 将桂圆肉洗净、干燥、研粉，放入纱布袋中，扎紧袋口，放进酒坛中；

◆ 酒坛内加入白酒并密封坛口；每日将密封好的酒坛振摇一次，7 日后改为每周摇 1 次，浸泡满 100 天即可。每次饮 20 毫升，每日 2 次为佳。

[功效]

有补血养心、益脾增智的功效，对心脾不足、阳痿、心悸、健忘等症状有一定疗效。

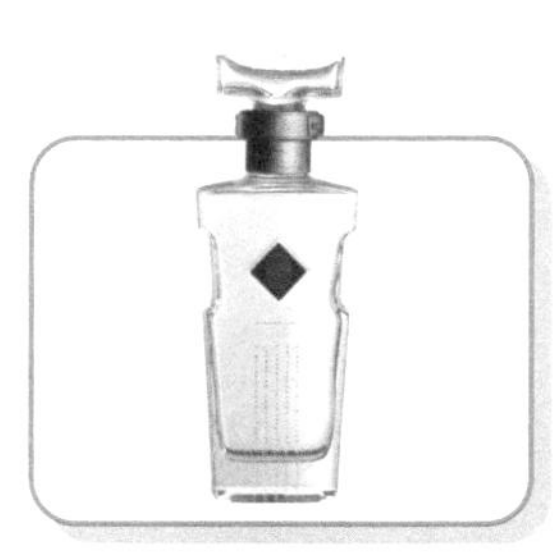

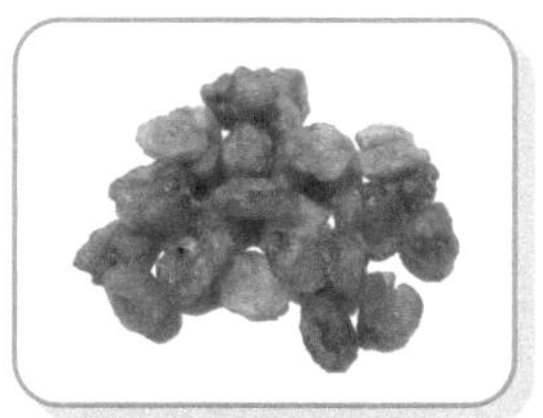

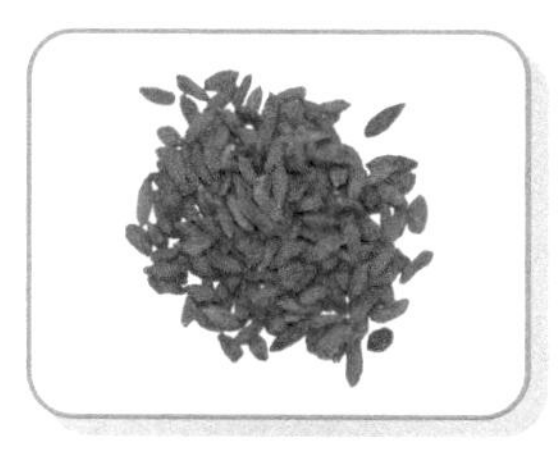

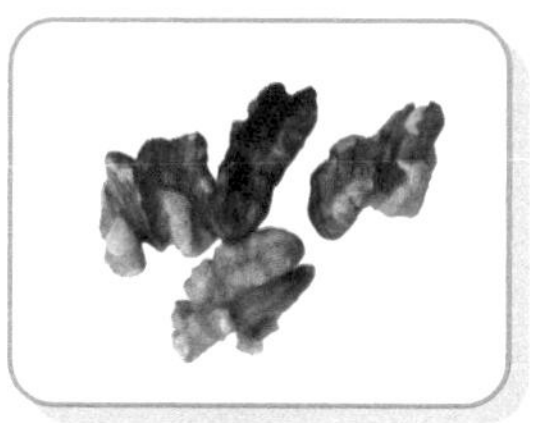

枸杞桂圆肉酒

[材料]

枸杞子 250 克，桂圆肉 250 克，核桃肉 250 克，白糖 250 克，白酒 7000 毫升，糯米酒 500 毫升。

[做法]

◆ 将前三味捣碎，装入布袋，置容器中，加入白酒和糯米酒及白糖（击碎），密封，浸泡 21 天，弃去药渣。每次服 30 ~ 50 毫升，每天 2 次。

[功效]

可补肾、健脾、养血，用于脾肾两虚、气血亏虚引起的精液量过少，伴面色萎黄、精神不振、腰膝酸软等症。

桂圆肉粥

[材料]

桂圆肉 15 克，红枣 15 克，粳米 100 克，白糖适量。

[做法]

◆ 将粳米、桂圆肉和红枣放入锅中，加适量清水，大火煮沸后再用小火熬 30 分钟，米熟烂后加适量白糖。每日早晚各热服 1 次，不宜过量。

[功效]

健脾养心，补血安神。治心脾两虚、阳痿、早泄、唇甲色淡、心悸怔忡、失眠健忘、食少便溏、神疲乏力、下肢浮肿等。

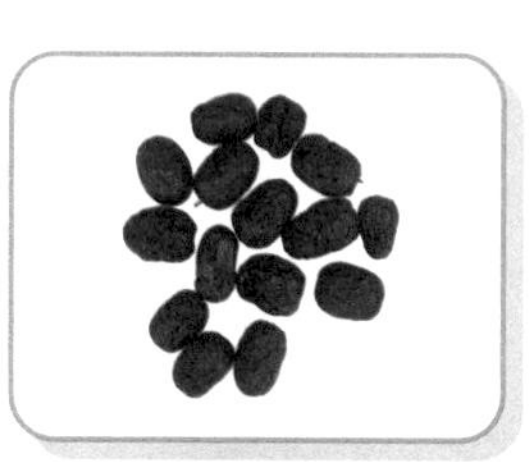

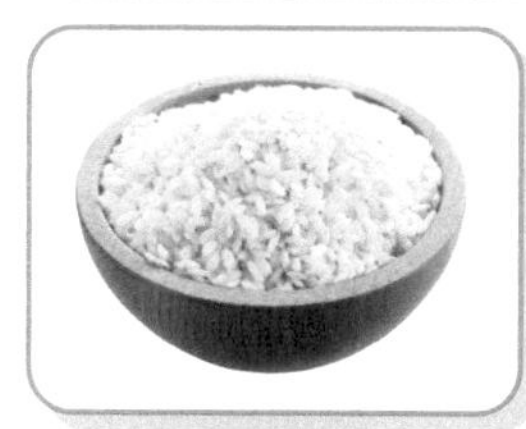

选购窍门 / 挑好水果还得先看后摸

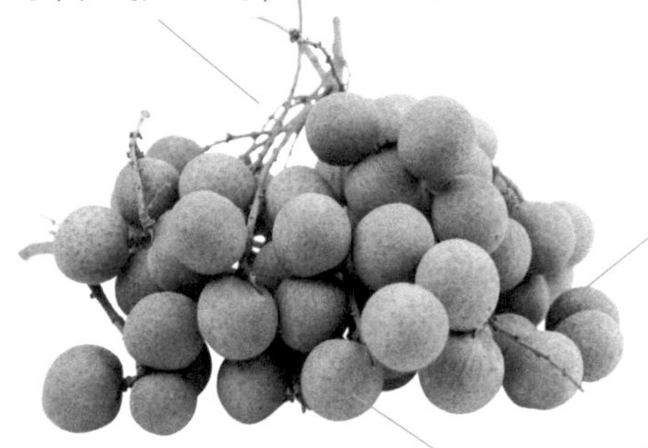

皮色黄褐

凡果壳黄褐、略带青色，为成熟适度；若果壳大部分呈青色，则成熟度不够。

容易剥壳

剥去果壳，若肉质莹白、容易离核、果核乌黑，说明成熟适度；果肉不易剥离、果核带有红色，则表明果实偏生，风味较淡。

柔软有弹性

以三个手指捏果，若果壳坚硬，则为生果；如感觉柔软而有弹性，则是成熟的特征；软而无弹性，则成熟过度，并即将变质。

保存妙招 / 水果还得吃新鲜的

冷藏勿密封

桂圆比较适合在 4 ~ 6 摄氏度的环境下冷藏保存。像动物冬眠一样，在这个温度下，桂圆有生命，可以呼吸，却消耗很少的能量。需要注意的是，鲜桂圆不能放在密封塑料袋中保存，而要用网状的保鲜袋来保存，以利于它的呼吸。如果没有网状保鲜袋，可将普通保鲜袋扎几个洞替代，一般可保存 15 天左右。桂圆干可放在通风处保存。

搭配宜忌 / 吃得好，不如搭得好

宜：我和这些食物能“和睦相处”

桂圆 + 人参：可治疗神经衰落、健忘等症。

桂圆 + 大米：可治疗失眠、心悸。

桂圆 + 鸡、当归、红枣：强身健体，养血补虚。

桂圆 + 鸡蛋 + 白糖：可治疗偏头痛。

桂圆 + 山药：健脾益气，双补心脾。

桂圆 + 红枣：养血安神。

桂圆 + 莲子：养心安神。

忌：我和这些食物“势不两立”

桂圆 + 绿豆：二者性味相悖。

桂圆 + 黄瓜：黄瓜中的维生素分解酶可使桂圆富含的维生素 C 被分解破坏，营养价值降低。

桂圆 + 动物肝脏：桂圆富含的维生素 C 会被动物肝脏中含有的大量铜、铁氧化，营养价值降低。

女性多吃桂圆能防癌

上海长江医院妇科专家许国兰主任介绍，桂圆特别适合女性食用。因为研究证实，桂圆对子宫癌细胞的抑制率超过 90%，而妇女更年期是妇科肿瘤好发的阶段，适当吃些桂圆有益健康。此外，桂圆的糖分含量很高，且含有能被人体直接吸收的葡萄糖，体弱贫血的患者经常吃很有益处。

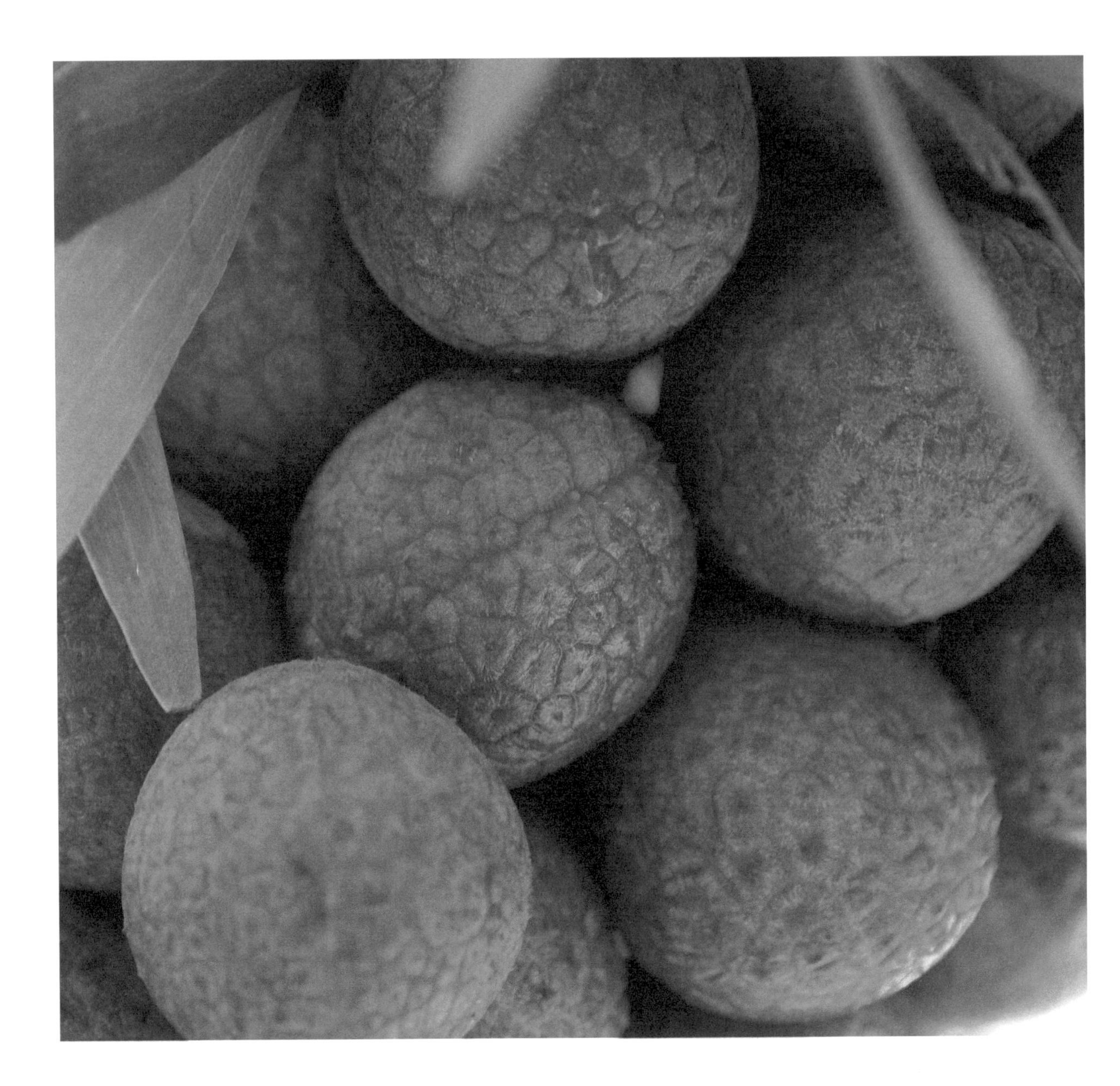

9
荔枝
吃我改善性冷淡

果中皇后

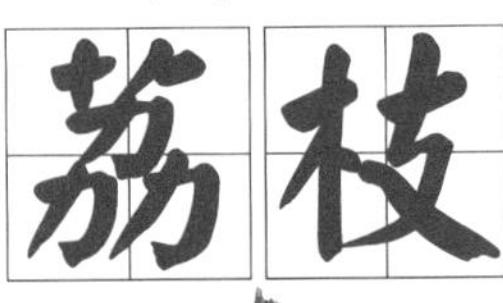

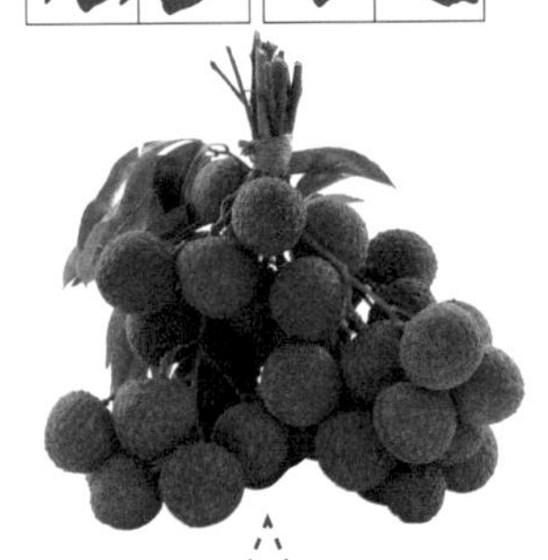

作为‘岭南果王’的荔枝，又被称为丹荔、丽枝、香果、勒荔、离支等。其朵如葡萄，核如枇杷，壳如红缯，膜如紫绡，瓤肉莹白如冰雪，浆液甘酸如醴酪，堪称‘人间仙果’。荔枝妖娆的外表以及甜中带酸的口感让多少文人墨客对之如痴如醉：‘曾向忠州画里描，胭脂淡扫醉容消’、‘日啖荔枝三百颗，不辞长作岭南人’、‘嚼疑天上味，嗅异世间香’……荔枝不愧为水果中的‘风流果’啊！

“脱了红袍子，是个白胖子，去了白胖子，剩下黑圆子”，对的，我就是昔日为贡品的荔枝，我的魅力不仅打动了诗人的心，在新的年代里，更焕发出独特的青春活力来。

经过一大批热爱我的粉丝的研究和总结，发现我和生殖健康还有一段不解之缘。我属于性温的体质，有生津益血、温中理气、填津生髓等功效，可以改善血气亏虚引起的性冷淡，较适用于妇女产后血虚的食补。另外，我还有壮阳、大补元气的作用，可改善男性性功能，用于辅助治疗肾阳虚导致的腰膝酸软、遗精、阳痿、早泄、阴冷等。

哈哈，不要以为我有这神奇的功效就肆无忌惮地将我吞下肚，稍不留意你就要为你的鲁莽付出代价！因为我是补血、壮阳火之物，如果一次进食过多容易使你出现头晕、心慌、脸色苍白、易饥饿、出冷汗等中毒症状，这时你需要喝一杯浓糖水恢复，如果比较严重则应及时送医院救治。

你可别看我外表粗糙、满是疙瘩，但我内心光滑、晶莹剔透；你别看我个头小小、势单力薄，但我肉嫩汁多、营养全面。不要问我是谁，请叫我荔枝！

荔枝名字的由来

荔枝原不叫荔枝，荔枝曾是一对姐妹的名字！

相传，很久以前，荔枝被人称为“山红”。有一个村子里长满了山红树，每年的夏天，山红树都结满了又大又红、汁水又多又甜的果子。谁知有一天，村里山红树的汁水被突如其来的双角兽吸光了，所结的果又小又涩，根本没法吃。因为双角兽太凶猛，所以村里的人只能眼睁睁地看着山红树被摧残而无可奈何。后来，一对姐妹来到这个人烟稀少的村庄，她们分别叫“荔”和“枝”。听了双角兽的事，姐妹俩义愤填膺，决定带着村民的期盼去勇战双角兽。当她们来到双角兽居住的地方时，它正在吮吸一棵山红树的汁，转眼青绿的树木就枯黄了。姐妹俩立刻气愤地挥剑上前砍双角兽，双角兽发怒了，猛摇着双角向她俩进攻。荔与枝毫无惧色扑上前去，挥剑将双角兽的脑袋砍开花……双角兽虽然死了，但荔与枝也因此身受重伤，最终因流血过多死去。她们的鲜血染红了山坡，也染红了山红树。第二年，山红树结的果又变得大而甜，个个笑傲枝头。人们为了纪念这两姐妹，便把山红改名为“荔枝”。

荔枝有哪些特殊功效？

[补充能量，益智补脑]

荔枝果肉中含丰富的葡萄糖、蔗糖，总糖量在 70% 以上，列居多种水果的首位，具有补充能量、增加营养的作用。研究证明，荔枝对大脑组织有补养作用，能明显改善失眠、健忘、神疲等症。

[增强免疫功能]

荔枝肉含丰富的维生素 C 和蛋白质，有助于增强机体的免疫功能，提高抗病能力。

[消肿解毒]

荔枝有消肿解毒、止血止痛的功效。

[降低血糖]

荔枝中含有一种氨基酸，具有降血糖的作用，适量食用，对糖尿病患者十分适宜。

[止呃逆，止腹泻]

荔枝甘温健脾，并能降逆，是顽固性呃逆及五更泄者的食疗佳品。

[美容养颜]

荔枝能改善人体血液循环，故有润肌美容的作用。

[改善性功能]

荔枝性温，有壮阳、大补元气的作用，可改善男性性功能，用于辅助治疗肾阳虚导致的腰膝酸软、遗精、阳痿、早泄、阴冷等疾病。

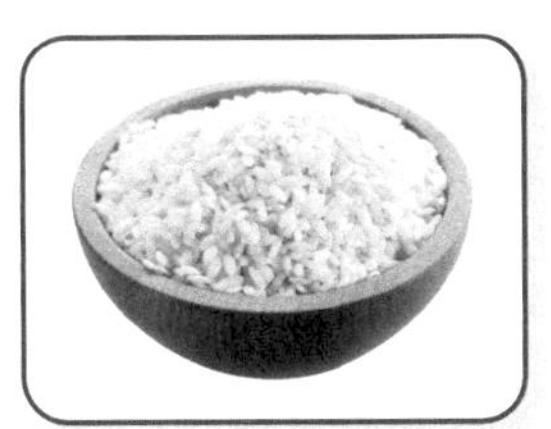

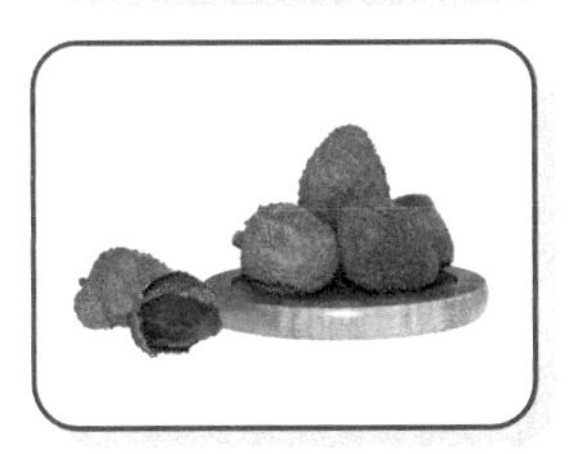

荔枝大米粥

[材料]

干荔枝 10 个，大米 80 克。

[做法]

◆ 荔枝去壳；大米洗净；

◆ 将大米放入锅中，加适量清水，熬煮至七成熟，加入荔枝同煮成粥即可。

[功效]

荔枝生津止渴、补脾益血；大米益脾胃、除烦渴。此粥温阳益气，生津养血，适合阳痿患者食用。

西兰花酿香荔

[材料]

荔枝 200 克，西兰花 150 克，橙子 1 个，蜂蜜适量。

[做法]

◆ 荔枝去壳，洗净备用；西兰花洗净并切成小朵；橙子洗净，切成薄片；

◆ 将西兰花摆成圈后放入荔枝，入蒸锅蒸 3 分钟后取出；

◆ 蜂蜜加水调匀，淋在荔枝上，橙子摆盘即可。

[功效]

补血理气，美容养颜。

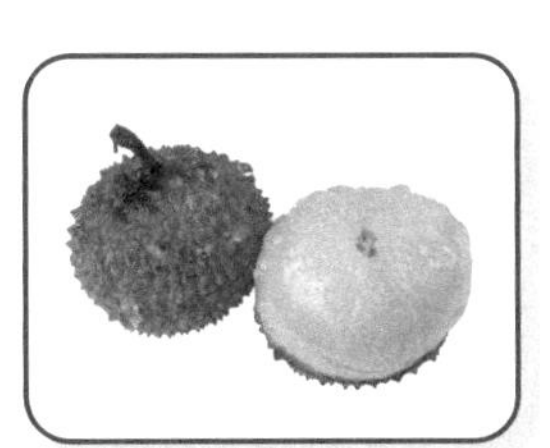

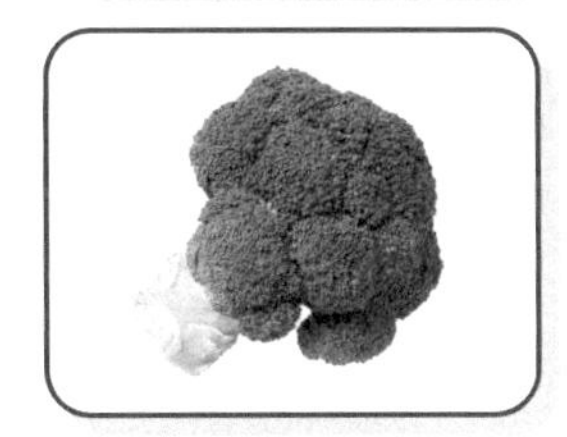

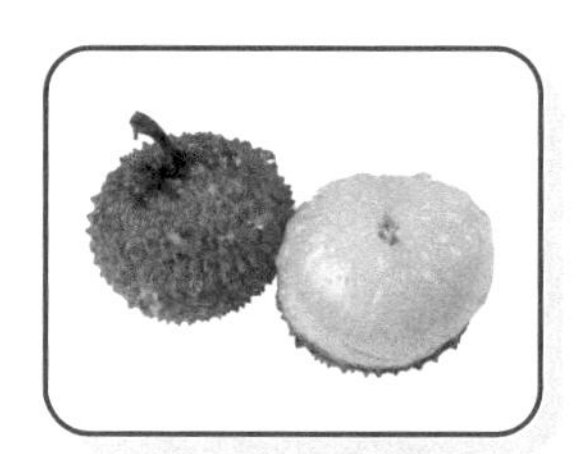

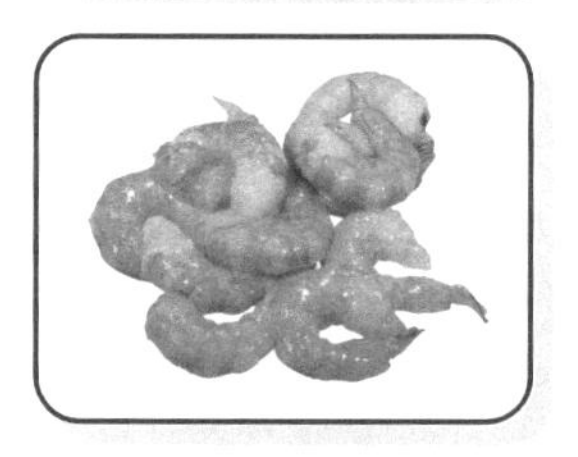

荔枝炒虾仁

[材料]

荔枝 100 克，虾仁 250 克，鸡蛋（取蛋清）1 个，葱丝、姜丝、水淀粉、盐、鸡精各适量。

[做法]

◆ 虾仁洗净，切丁，加水淀粉和蛋清搅拌均匀；

◆ 荔枝去壳去核，切成丁；

◆ 锅中油烧至六成热，倒入虾仁滑散，放入葱丝、姜丝、荔枝略炒，加盐、鸡精，翻炒均匀即可。

[功效]

健脾开胃，强腰补肾。

荔枝煲鸭汤

[材料]

干贝 25 克，荔枝 30 克，鸭 500 克，陈皮 2 克，盐适量。

[做法]

◆ 荔枝去壳去核；陈皮用清水浸软，刮去瓤后洗净；干贝用清水浸一小时；

◆ 鸭切去脚和鸭尾，如忌肥油可撕去一部分鸭皮，洗净，放入滚水中煮 10 分钟，取起洗净；

◆ 煲内加适量水，放入陈皮煲滚，再放入鸭、干贝、荔枝肉，小火煲 3 小时，下盐调味。

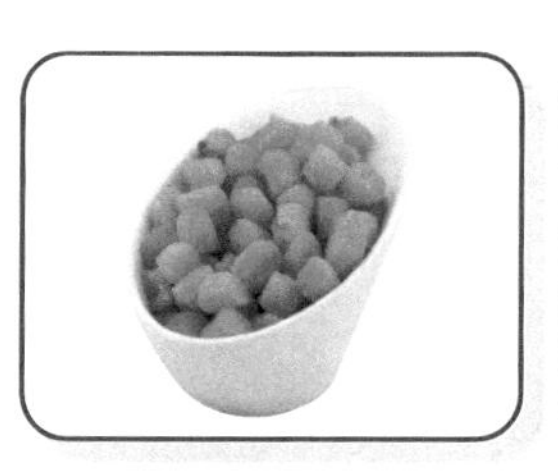

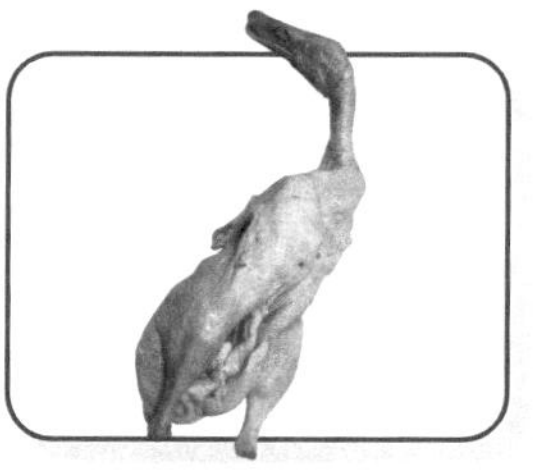

[功效]

荔枝滋润，益脾肝，功效与龙眼肉相同，但血热者宜食龙眼肉，血寒者宜食荔枝；鸭补气血，滋阴。此汤有补中益气、补血生津、益智补脑之效。

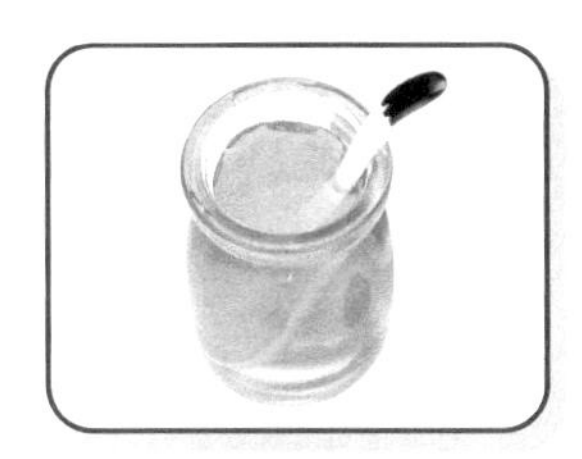

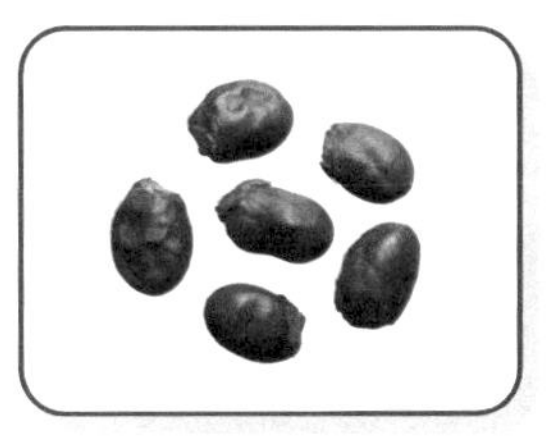

荔枝核蜜饮

[材料]

蜂蜜 20 克，荔枝核 30 克。

[做法]

◆ 将荔枝核敲碎后放入砂锅，加水浸泡片刻，煎煮 30 分钟，去渣取汁，趁温热调入蜂蜜，搅拌均匀即可。早晚 2 次分服。

[功效]

利湿、止痛、理气。主治各类慢性盆腔炎，下腹及小腹两侧痛、不舒，心情抑郁，带下量多。

荔枝海带汤

[材料]

干荔枝果 7 枚，海带 30 克，黄酒少许。

[做法]

◆ 将荔枝干去外壳；海带水发后洗净，切片；

◆ 锅内加清水，加入荔枝干、海带片，煮沸后用小火炖至海带软烂，加入黄酒少许，烧沸后即可。

[功效]

此汤具有软坚散结的功效，适合淋巴结核、卵巢囊肿等病症患者食用。

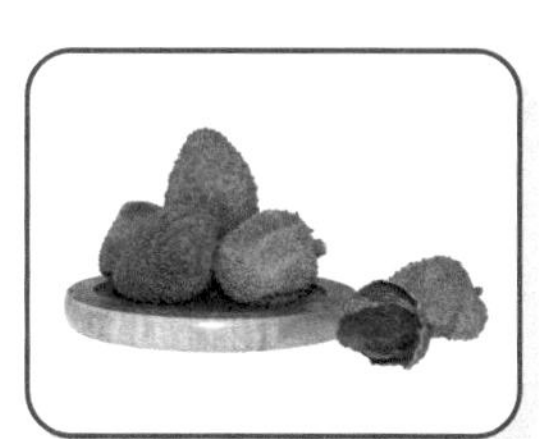

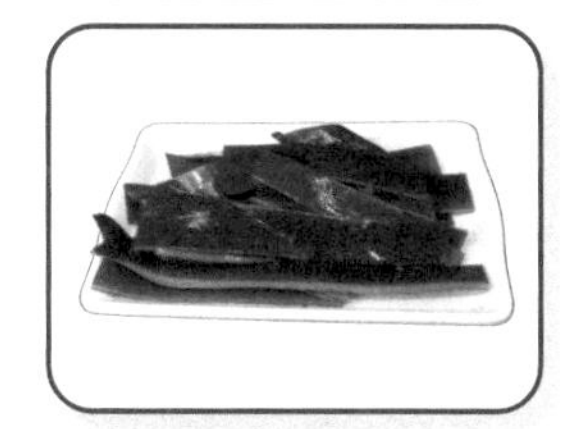

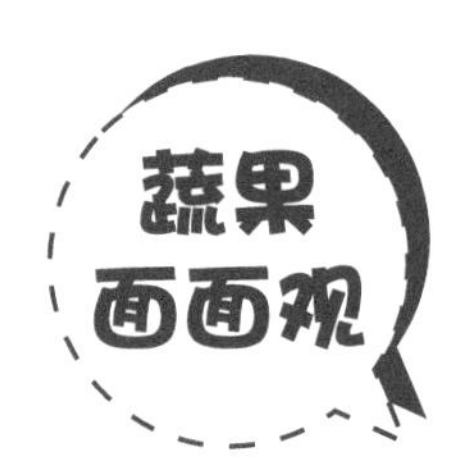

选购窍门 / 挑好水果还得先看后摸

看

不熟的荔枝头部呈尖状，表皮上的“钉”比较密集。壳上龟裂平坦、缝合线明显的荔枝比较甜。另外，新鲜荔枝的外壳颜色应是暗红略带点绿的。

闻

新鲜的荔枝有一股淡淡的水果清香，如果你闻到的是酸酸的或是其它异味，就表示这个荔枝已经不新鲜了，不要购买。

尝

新鲜的荔枝果汁清香酸甜，果肉鲜美有弹性。

摸

新鲜荔枝拿在手里，硬但有弹性，拨开果皮以后，果肉是白色的。

保存妙招 / 水果还得吃新鲜的

低温高湿

古人描述荔枝：“若离本枝，一日而色变，二日而香变，三日而味变，四五日外，色香味尽去矣。”由此可见，荔枝不适合保存，建议现摘现吃。但在现实情况中，大多数人是无法吃到刚摘的荔枝的。买来的荔枝大多是从外地运输过来的，那荔枝该如何保存呢?

一般常用的保存方法是：挑选易于保存的品种，以低温高湿(2～4℃，湿度90%～95%)保存，如在保存的箱子里放上冰块等。亦可配合使用气调，降低氧气比例以减慢氧化；或配合药物来杀菌防腐。

搭配宜忌 / 吃得好，不如搭得好

宜：我和这些食物能“和睦相处”

荔枝＋白酒：对治疗胃痛有一定疗效。

荔枝＋山药：补肾养血，美容护肤。

荔枝＋红枣：红枣有养血补血的作用。同食，可起到更好的补血及美容养颜功效。

荔枝＋水产（禽类）：海鲜的寒性恰好可以中和荔枝的热性。

荔枝＋冰糖：可改善脱发。

荔枝＋生姜：可治脾虚腹泻。

荔枝＋绿豆汤：荔枝食多上火，而绿豆汤（绿茶、凉茶、淡盐水）是败火之物。同食，不易上火。

忌：我和这些食物“势不两立”

荔枝＋李子：二者均性温，多食容易上火，同食，更易上火。

荔枝＋动物肝脏：荔枝富含维生素C，会被动物肝脏中丰富的铜和铁等氧化，从而降低其营养价值。

荔枝＋黄瓜：荔枝富含维生素C，与黄瓜等富含维生素C分解酶的食物同食，营养价值会降低。

荔枝多食需谨慎

上海长江医院中医师推荐：荔枝具有生津和胃、补气养血、消壅和胃等功效，可以用于缓解胃燥不足、病后身体虚弱、疔疮瘰疬、外伤出血、神经衰落、失眠等症状。不过由于荔枝含糖量较高，糖尿病患者应小心慎食，避免因多食而导致血糖升高。

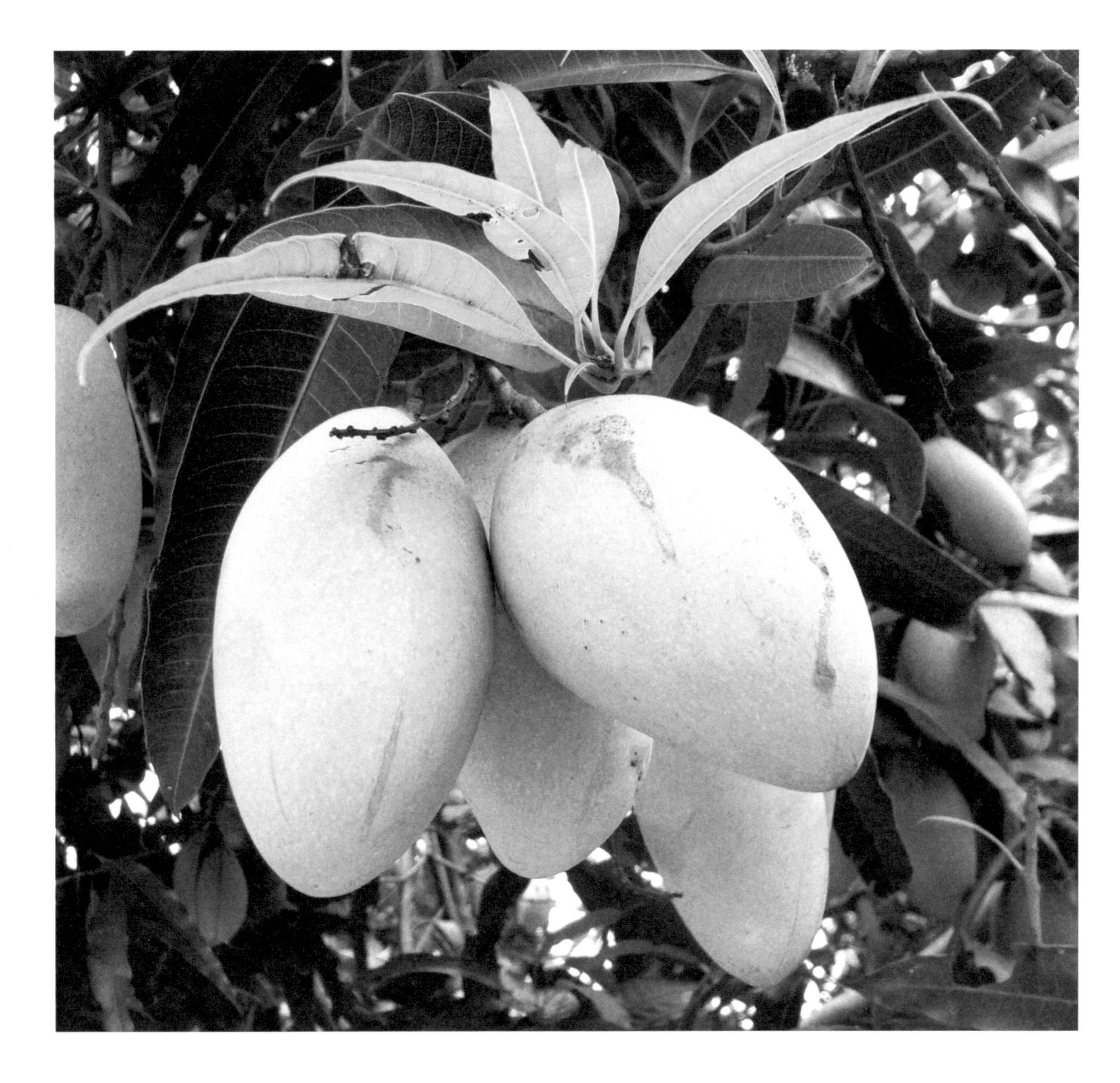

10
芒果
吃我缓解孕吐

希望之果

芒果

“芒果，又称庵罗果、檬果、蜜望子、香盖等，与柑橘、香蕉、苹果、葡萄并列为‘世界五大水果’，有‘热带果王’之美誉。厚厚的芒果皮，将饱含了蜜汁的黄澄澄的果肉拥在怀中，像哄着熟睡的婴儿般，让人禁不住想用手触摸、用口品尝。而芒果的香，是一种自然纯朴的芳香，隔着皮儿，都能嗅到深处的甘甜。夏秋季节，含一口饱满的芒果肉，真是甜在嘴里，醉在心间……”

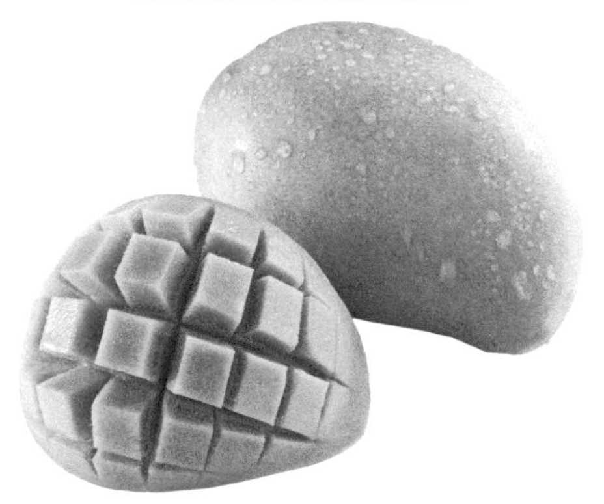

我是芒果，人称“希望之果”。别看我只是个水果，我也是有尊严的，你们人类为什么要给我乱加罪名？有些人居然冤枉我，说我有让经期女性止血的能力，从而增加她们患上子宫肌瘤的风险。这个谣言让许多经期女性对我唯恐避之不及。就这样，几千年来我一直在这个罪名之下忍气吞声。多么期待哪天能有人为我说句公道话。

皇天不负有心人，我终于能够沉冤得雪，堂堂正正地活在人类的世界中了。有人发现，《食性本草》记载芒果“主妇人经脉不通”的意思是说，芒果能治疗女性经血不畅，这点与经期止血的观点恰恰是相反的。而中医资料中也没有提及说我有止血的效果。所以，我会增加女性患子宫肌瘤的风险的说法完全是在捕风捉影。

芒果为何会被作为爱的象征?

梵语称芒果为“阿拉”，代表“爱情之果”的意思。那芒果是什么时候被当作爱的象征的呢?

传说，英俊而勇敢的王子阿姆拉普里爱上了美丽又聪明的仙女阿拉帕里。谁知甜蜜的爱恋遭到“众山之神”的嫉妒，于是，他们便派遣战将予以拆散。英勇的王子虽战败了众多兵丁，却无力抵挡巨大山石，解救被大山压住了下肢的阿拉帕里。王子竭尽全力用双臂撑开大山，保护仙女，但他俩始终无法解脱困厄。最后，阿拉变成了一棵芒果树，用巨大的树干助王子自两山夹壁中逃生。后来，果树迎着太阳，以向日葵为榜样，绽开鲜艳幸福之花，结出爱情累累之果，并以“多子多福”的隐喻，得到了中土民间的崇拜和喜爱。自此，芒果花被认为是爱的象征，常被诗人用来歌颂爱情。在芒果成熟的季节，青年男女常以芒果园作为约会的地点，并采芒果相赠，以示衷心。

芒果有哪些特殊功效？

[降低胆固醇，预防心血管疾病]

芒果中的维生素含量高于一般水果，果叶中也含有丰富的维生素 C，而且其含量经过加热加工处理后不会被破坏。常食芒果可以不断补充体内消耗的维生素 C，降低胆固醇、甘油三酯，有利于防治心血管疾病。

[祛痰止咳]

芒果中含有芒果甙，这种物质具有祛痰止咳的功效，对咳嗽、痰多气喘等症状有一定的辅助治疗功效。

[防癌抗癌]

芒果中含有芒果酮酸、异芒果醇酸等三醋酸和多酚类化合物，这些化合物具有抗癌的物理作用；芒果汁还能增加胃肠蠕动，使粪便在结肠内停留时间缩短。因此，吃芒果对于防治结肠癌有一定的功效。

[明目]

芒果中糖分及维生素含量均非常丰富，尤其是维生素 A 的含量占水果的首位，明目效果比所有水果都好。

[抗菌消炎]

芒果未成熟的果实及树皮、茎和叶能抑制化脓球菌、大肠杆菌等，多食芒果对人体皮肤、消化道感染等疾病有一定的辅助治疗作用。

[防止便秘]

芒果中含有大量的纤维，可以促进排便，对于防治便秘具有一定的好处。

[止晕止呕]

芒果对于晕车、晕船有一定的止吐作用。孕妇胸闷作呕时可吃芒果肉或以芒果煎水进食。

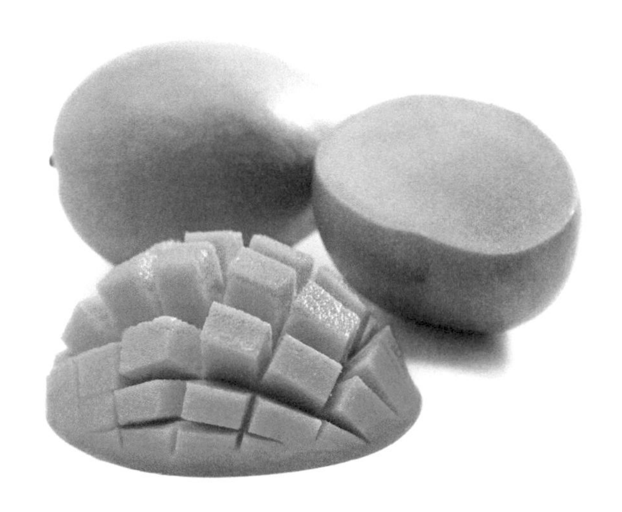

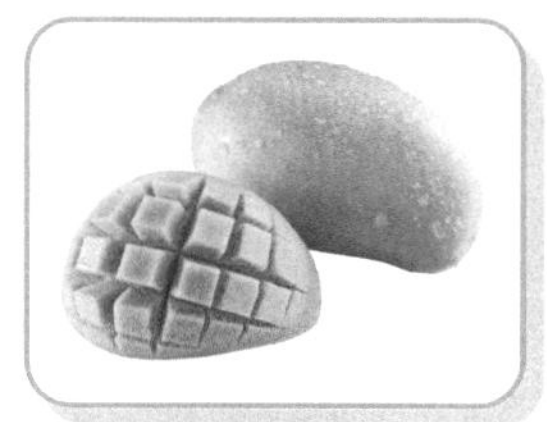

煎芒果

[材料]

芒果片20克，桃仁、红花、当归、赤芍各9克，熟地30克。

[做法]

◆ 将上述材料一起加水煎服。每日1次。

[功效]

可治疗闭经。另外，每日生食1个芒果也可达到治疗闭经之效。

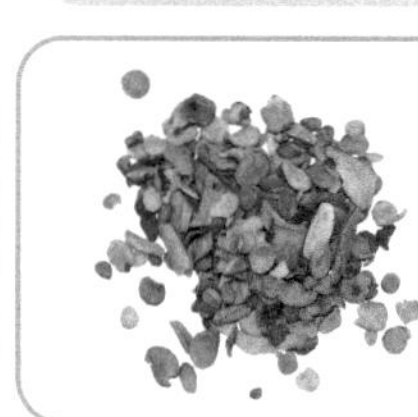

双核共舞

[材料]

芒果核、龙眼核、黄芪各15克，红枣5枚。

[做法]

◆ 将芒果核及龙眼核洗净打烂，装入过滤袋中，封口；

◆ 黄芪、红枣洗净，加入过滤袋，加水煎服。

[功效]

治疗睾丸炎和疝痛。

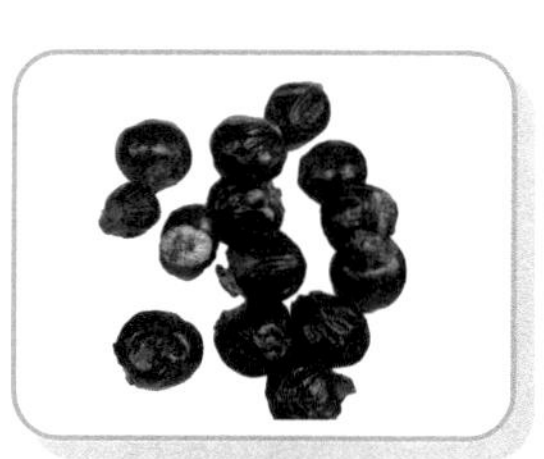

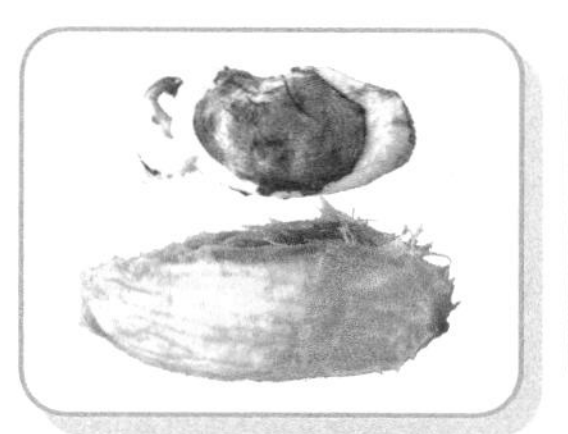

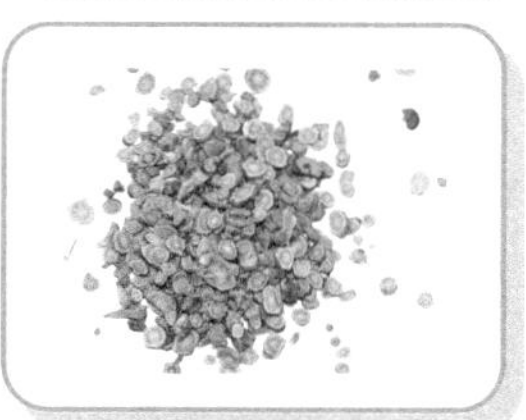

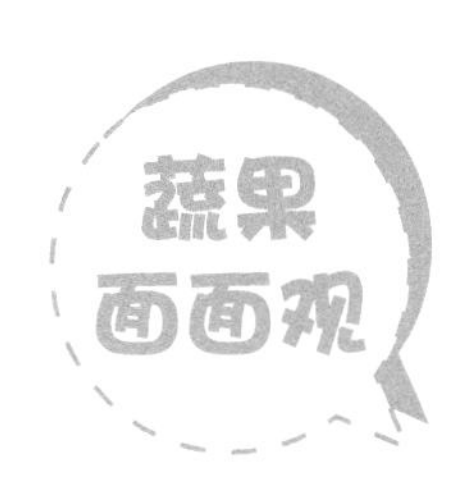

选购窍门 / 挑好水果还得先看后摸

闻味道

催熟的芒果味淡或有异味，没有芒果特有的香味。

摸弹性

自然成熟的芒果有适中的硬度和弹性，而催熟的芒果则整体扁软。

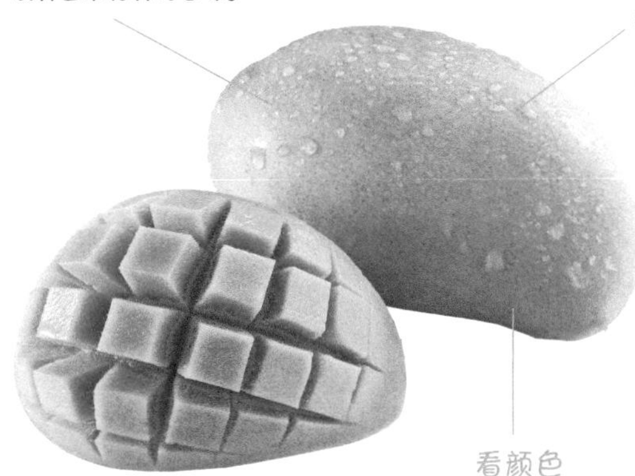

看颜色

自然成熟的芒果颜色不十分均匀，而催熟的芒果则只有小头顶尖处果皮翠绿，其他部位的果皮则发黄。

保存妙招 / 水果还得吃新鲜的

生、熟芒果存储方式不一样

芒果的存储方式因其成熟度而异。成熟的芒果需放到冰箱里，可保存2~5天。对于没有成熟的芒果，只要将其放到纸盒子里，然后放在厨房的角落里即可，这样就可以保存几十天。但是，等它们熟了就要及时放入冰箱。

搭配宜忌 / 吃得好，不如搭得好

宜：我和这些食物能“和睦相处”

芒果 + 蜂蜜：可防治晕车晕船、呕吐。

芒果 + 白糖：可成为慢性咽喉炎、声音嘶哑患者的食疗佳品。

芒果 + 牛奶：可起到美容养颜、保护眼睛、防癌的效果。

芒果 + 猪瘦肉：可有清肺化痰之功效。

芒果 + 鸡肉：可补脾益气。

芒果 + 玉米 + 虾仁：能够维持甲状腺功能正常，三者同食可预防甲状腺肿大。

芒果 + 奶酪：二者都含有丰富的钙，同食更有助于人体对钙的吸收，可强化牙齿和骨骼，预防骨质疏松，并具有减压效果。

忌：我和这些食物“势不两立”

芒果 + 大蒜等辛辣食物：容易导致黄疸。

芒果 + 动物肝脏：容易破坏芒果中的维生素 C。

芒果 + 胡萝卜：胡萝卜中的维生素 C 分解酶会破坏芒果中富含的维生素 C，造成营养流失。

芒果 + 豆腐：芒果中含有一般水果少有的蛋白质，而豆腐却含有一种胰蛋白酶抑制剂成分，会破坏芒果中的蛋白质，从而降低芒果的营养价值。

男性吃芒果为何导致生殖器过敏?

很多人吃芒果后会出现过敏症状，如脸肿、嘴肿等。所以芒果虽然好吃，但很多人还是对它敬而远之。

芒果会让人出现过敏症状，这不奇怪。但有的人吃了芒果后，其生殖器也会长出痘痘，这是怎么回事?上海长江医院男科专家张伟主任介绍，芒果叶或汁对过敏体质的人来说可引起皮炎。芒果为漆树科常绿乔木芒果树的果实,其成分中含有单（或二）羟基苯（生漆中就因为含有该抗原而常引起过敏），特别是不完全成熟的芒果还含有醛酸，对皮肤黏膜有一定刺激作用。“芒果皮炎”一般发生在接触到芒果而未及时用水清洗的部位，多见于口周（双侧口角、上下颌或面颊部），皮疹为均匀或不规则分布的淡红色斑，红斑上可见密集而细小的丘疹。而生殖器上长的那些痘痘可能是人体在摄入芒果中的醛酸经代谢后，由泌尿系统排出，尿液刺激生殖器而引起。

“多吃点韭菜，壮阳呢！”餐桌上，我们经常会听到这样的玩笑话。虽是很多人的无心之语，但韭菜壮阳却是不争的事实。其实，不仅是韭菜，还有南瓜等蔬菜，甚至包括香蕉、木瓜等水果，都和人类的生育力有关。吃对了蔬果，能让你在不知不觉中轻松增强生育力。

临床上，经常有患者来问我，精子质量差吃什么能改善，早泄有什么食疗方法等类似的问题。而每每我给出的回答都是：“生了病就要治疗，不要老想着走捷径，想要通过吃些什么东西就能完全康复。”其实我的答案过于敷衍，因为很多情况下，食疗的确是比较安全、经济且方便的治病方法。就拿蔬果来说，我们每天都在吃，而且随着社会的发展，蔬果的种类越来越多，其中有很多对生育力是很有利的。

生育力关系着人类生命的延续，关系着家庭生活的幸福，关系着夫妻关系的和睦。然而，随着环境的恶化，社会压力的增大，人们的生育力开始面临各种各样的威胁。所以，对于生育力，我们一定要给予足够的重视。对于生殖方面的疾病，千万不要不以为然或者为了面子隐忍不语。这次，上海长江医院组织相关专家编写的《保卫生育力：蔬菜向前冲》和《保卫生育力：水果向前冲》就是为了帮助大家在选用蔬菜、水果方面有个更明确的目标，不再是单纯为了满足身体的营养需要或者满足自己对于味觉的享受，而是为了让蔬菜、水果和自己并肩作战，共同保卫自身的生殖健康。

最后，我想说的是感谢，感谢所有给予此书帮助和支持的医学专家们，感谢文化出版社的鼎力相助，感谢郑玉东、林理威、尹学兵、唐天汉、刘丹红、潘敬秀、陶小艳、葛明月等同事的通力协作。

这里还需说明的是，编写人员虽认真努力，但难免有不足和错误之处，衷心希望得到广大读者的批评和指正。

编者

2015 年 12 月

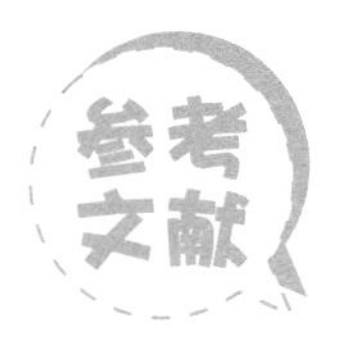

[1] 光华养生堂 .100 种健康素食排行榜 . 广州：广东经济出版社，2011.10
[2] 孙晶丹 . 食物相宜相克速查全书 . 沈阳：辽宁科学技术出版社，2013.1
[3] 刘雅娟 . 男性饮食营养全书 . 长春：吉林科学技术出版社，2011.7
[4] 刘雅娟 . 女性饮食营养全书 . 长春：吉林科学技术出版社，2011.7
[5]《金色年代》杂志社 . 营养健康美食法 . 上海：上海锦绣文章出版社，2010.8
[6] 田建华，易磊 . 水果蔬菜养生宝典 . 上海：上海科学技术文献出版社，2012.4
[7] 孙建光 . 果蔬养生：食物是最好的医药 . 青岛：青岛出版社，2009
[8] 宋敬东，李冈荣 . 图解本草纲目黄帝内经对症蔬果速查全书 . 天津：天津科学技术出版社，2013.2
[9] 鲁直 . 全家人的水果养生书 . 北京：科学技术文献出版社：机械工业出版社，2012.7
[10] 克罗克著（加），韩国惠人有限公司：王欣欣译（韩）. 果汁圣经 . 北京：北京科学技术出版社，2014.7
[11] 李成卫 . 吃对蔬果健康 100 分 . 北京：中国纺织出版社，2014.6
[12] 曹开镛，袁绍良，曾庆琪 . 阳痿的药膳疗法 . 北京：人民军医出版社，2009.12
[13] 庞保珍，赵焕云 . 不孕不育中医诊疗学 . 北京：人民军医出版社，2008.11
[14] 张铁忠 . 不孕不育实效经典 . 北京：人民军医出版社，2009.6
[15] 张欣，王广尧 . 独特疗法调治不孕不育 . 长春：吉林科学技术出版社，2010.6
[16] 樊蔚虹 . 食物相克与食物相宜速查百科 . 杭州：浙江科学技术出版社，2014.5
[17] 赵国东 . 食物相宜相克一本通 . 西安：陕西科学技术出版社，2012.11
[18] 石晶明 . 吃的相宜相克大字大全 . 南京：江苏凤凰科学技术出版社，2014.9
[19] 范红霞，万力生 . 不孕不育 专家解疑答惑 . 北京：化学工业出版社，2008.6

[20] 陈禹 . 四季蔬果膳食指南 . 北京：科学出版社，2015.1
[21] 阿贝美食 . 豆浆、米糊、蔬果汁养生事典 . 郑州：河南科学技术出版社，2013.1
[22] 李健 . 蔬菜水果养生速查图册 . 福州：福建科学出版社，2015.1
[23] 李健 . 食物搭配宜忌速查图册 . 福州：福建科学出版社，2015.1
[24] 土荣华，陈永超 . 小偏方　大健康 . 上海：上海科学技术文献出版社，2011.8
[25] 瑞雅 . 榨汁机要花样：豆浆米糊果蔬汁一本全 . 北京：中国人口出版社，2014.8
[26]《快乐生活 1001 例》编委会 . 饮食宜忌 1001 例 . 上海：上海科学普及出版社，2006.6
[27] 李宁 . 喝对蔬菜汁 健康百分百 . 北京：中国纺织出版社，2015.6
[28] 杨新玲 . 吃对颜色才健康：五色蔬果饮食养生全书 . 青岛：青岛出版社，2012.12
[29] 摩天文传 . 瓜果蔬菜中的美颜秘方 . 南京：江苏美术出版社，2014.7
[30] 王东坡 . 饮食宜忌速查全书 . 南京：江苏科学技术出版社，2014.6
[31] 韩磊，双福 . 养生堂食物相宜相克速查全书 . 北京：中国轻工业出版社，2014.5
[32] 吴凌 . 水果蔬菜养生事典 . 西安：陕西科学技术出版社，2014.10
[33] 胡敏 . 食物相宜相克 2000 例（畅销升级版）. 北京：中国轻工业出版社，2015.3
[34] 吴凌 . 蔬果百事通 . 北京：电子工业出版社，2013.11
[35] 韩磊，双福 . 养生堂食物营养搭配速查全书 . 北京：中国轻工业出版社，2014.5
[36] 石晶明 . 养生堂《本草纲目》食物妙用速查全书 . 北京：中国轻工业出版社，2015.2
[37] 张天柱 . 蔬菜养生金典 . 北京：中国轻工业出版社，2015.4

[38] 吴凌 . 豆浆果蔬汁养生事典 . 西安：陕西科学技术出版社，2014.10
[39] 吴凌 . 豆浆果蔬汁百事通 . 北京：电子工业出版社，2013.11
[40] 刘建平 . 豆浆、米糊、果蔬汁养生速查全书 . 北京：中国轻工业出版社，2014.9
[41] 侯伟 . 豆浆米糊蔬果汁一本通 . 北京：中国纺织出版社，2014.10
[42] 欧阳英 . 蔬果汁，喝对了才健康：风靡世界的养生、排毒、瘦身新饮法 . 北京：北京联合出版公司，2014.10
[43] 胡维勤 . 男性保健这样吃就对了 . 武汉：湖北科学技术出版社，2014.11
[44] 张明 . 自制养生蔬果汁全书：学做蔬果汁不生病 . 天津：天津科学技术出版社，2014.1
[45] 张晔，左小霞 . 养生果蔬汁大全 . 北京：中国轻工业出版社，2013.8
[46] 柴可夫，马纲 . 中华蔬果养生治病一本通 . 杭州：浙江科学技术出版社，2015.4
[47] 孙建光 . 果蔬养生：食物是最好的医药 . 青岛：青岛出版社，2009
[48] 孙晶丹 . 食物相宜相克速查图典 . 重庆：重庆出版社，2014.10
[49] 张仲源，林敬 . 食物相克相宜速查手册 . 上海：上海科学技术文献出版社，2012.2
[50] 许建阳，张承英 . 补肾吃什么宜忌速查 . 南京：江苏凤凰科学技术出版社，2015.3
[51] 王丽君，刘海鹃 . 宝贝计划：不孕不育新知全书 . 沈阳：辽宁科学技术出版社，2010.11
[52] 董长军 . 蔬菜革命 . 上海：上海文化出版社，2005

图书在版编目（CIP）数据

保卫生育力：水果向前冲 / 尹学兵主编 .—上海：上海文化出版社，2016.1

ISBN 978-7-5535-0448-3

Ⅰ. ①保… Ⅱ. ①尹… Ⅲ. ①生殖医学－普及读物 ②水果－普及读物 Ⅳ. ①R339.2-49 ②S66-49

中国版本图书馆 CIP 数据核字 (2015) 第 230744 号

策划编辑　熊仕华
责任编辑　朱华怡
封面设计　汤　靖
版式设计　曹旭峰
责任监制　刘　学

书　　名　保卫生育力：水果向前冲
主　　编　尹学兵
出　　版　上海世纪出版集团　上海文化出版社
地　　址　上海市绍兴路 7 号
邮政编码　200020
网　　址　www.cshwh.com
发　　行　上海世纪出版股份有限公司发行中心
印　　刷　凯基印刷（上海）有限公司
开　　本　787×1092　1/24
印　　张　5
版　　次　2016 年 1 月第 1 版　2016 年 1 月第 1 次印刷
书　　号　ISBN 978-7-5535-0448-3/TS·033
定　　价　28.00 元

敬告读者　本书如有质量问题请联系印刷厂质量科
电　　话　021-51870060